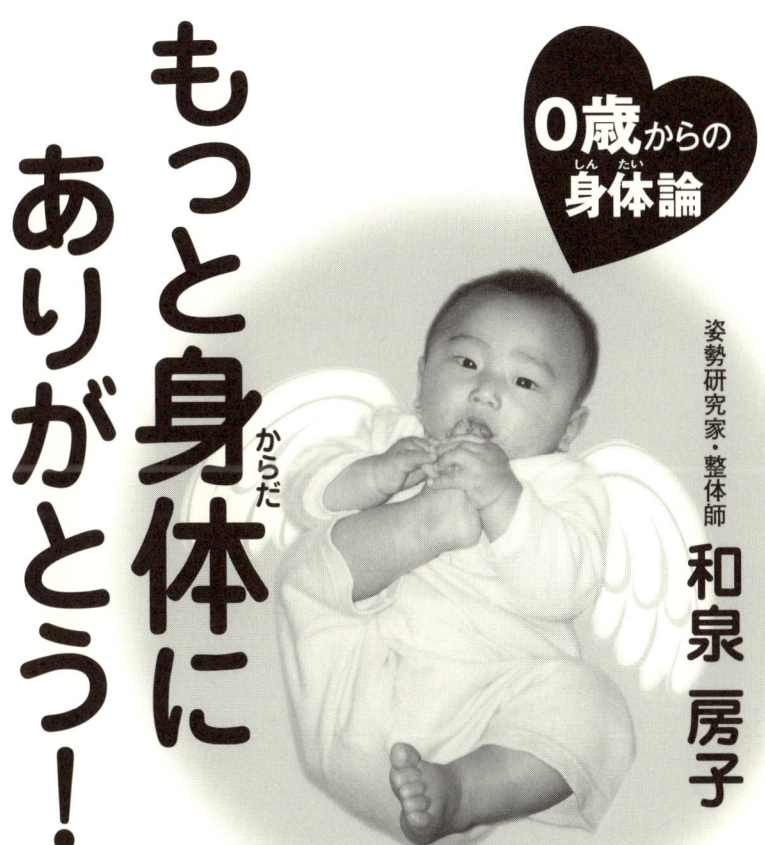

もっと身体《からだ》にありがとう！

0歳からの身《しん》体《たい》論

姿勢研究家・整体師
和泉 房子

文芸社

はじめに

昔、宇宙はもっとゆるやかなものでした。糸状のものが漂っていました。ある時、宇宙に風ができて、引っぱる力が少しずつ強くなり、人が進化するほど引っぱる力（吸い込む力）が強くなり、ゆるむ力（吐き出す力）が弱くなりました。吸い込む力＝緊張は体内に圧力をかけます＝縮ませます。この引っぱる力と吐き出す力のバランスが引っぱる力のほうに偏りすぎているのが今の宇宙の状態ではないでしょうか？

宇宙、そして人の身体《からだ》が糸のようなものでできているというのが、私の体験と学説を通して導き出した一つの仮説です。

こんにちは！　今あなたは何に関心を持っていますか？　私は人の身体について非常に関心がありました。五十歳を過ぎてから整体師の資格を取り、いろいろな方たちの身体の状態を手で触って感じてきて、その体験を『もっと身体と話をしよう』（平成十四年、文芸社刊）にまとめました。私自身の身体の歴史、身体に起こった現象をそのまま綴り、読者の皆様に報告させていただいたような本です。そして、その後の私の身体の物語はまだ続いています。

十歳からの私の身体の物語

私は小さい頃、時々ふぅーっと眠くなり、人ごみの中に行くとよく貧血を起こし、その度に横になりました。父の知り合いのお医者様に診ていただき、てんかんの脳波があるということで、いろいろ薬を飲みました。急に倒れたりはしませんでした。高いところに登るとものすごく苦しくなりました。今思うと、息がよく吐き出せなかったのです。その頃、身体をゆるませる気功などをしていたら良かったと、今思います。

とても太っていて、十八歳の頃に七十キロくらいあり、山道が苦しくて登れず、水泳も、「息を吐きなさい」と言われても吐き出せず、苦手でした。首をいつも曲げている癖があり、母によく注意をされました。これも意志でしていたのではなく、身体の癖がさせていたのです。

何歳の頃か覚えていませんが、血圧がものすごく下がってしまい、お医者様は私の胸のところに注射をしてくれました。注射をして下がったのか、下がったから注射をしたのかよく覚えていません。血圧が下がる時の気持ちはなんとも言えず嫌な感じです。急に足元が抜けて下に落ちていくような、とでも言いますか。でもなんとか成人し、太ってはいましたが元気と言われる状態でした。今思うと短気な面があったり、わがままだったり、変なところにこだわったりしていましたが、それでも、人から見たら元気な娘でした。私も自分が元気だと思っていました。今思うと、〝やたら元気症候群〟だったと言えます。元気なわりには唇の色が悪く、血行が良かったらもっと赤いはずなのにと、よく思いました。健康診断でカルシウムが足りないと言われ、カルシウムの薬もずいぶん飲みました。飲むと、気持ちが悪くなりました。そういえば、平成十九年、中学の時のクラス会で、同級生に「君はいつも何か急いでいて、あんなにせっかちでなくてもと、よく思ったよ。今は顔色も良く元気そうで良かった」と言われました。

二十歳を過ぎた頃、時々大腸の右の辺りがものすごく痛くなり、あちこちのお医者様に診ていただき、なかなか理由がわからず、ある時、J医大病院で「自律神経失調症」と診断されました。レントゲン写真の大腸の辺りに白くもやもやとしたものが写っていて「このもやもやが自律神経失調症の状態です」と言われたのですが、この白いもやもやが、私のこれからのお話の原点です。自分ではそんなに神経を遣っていないつもりなのに（でもその頃、なんだかいろいろなことがあり、どうして私だけ？　と悩んでいたこともありますが）、神経というのはどのような動きをしているのかなと考えたりもしました。膀胱炎、皮膚そうよう症、にきびはもちろん、鼻の上にも吹き出物ができたり、鼻の上の皮がむけたり、口内炎、便秘、頭から脂肪の固まり状のふけが出たりもしました。健康診断ではいつも子宮後屈があると言われ、また、腎臓が少し悪く、前歯が虫歯となり、さし歯を入れ、何かしら常に治療をしていました。この〝治療〟ということは、皆さんも、その現象がどうして起こったのかとは考えもせず、自分で自分の身体の声をゆっくり聞く前に、専門家と言われる方のところへ行っていますね。

五十代で帯状疱疹にもかかりました。この時は抗生物質を出されました。肩も腰も痛かったり、いらいら体質、短気でもありました。ある時はのどの辺りが苦しく感じて、喉頭ガンではないかと調べてもらいましたが、何でもないとのことでした。あとでよく観察しますと、皆理由は一つです。身体が緊張し、収縮していたのです。収縮の奥はレントゲンに写らないのでは？身体の具合の悪い方は短気の気がありませんか？　いろいろ気がつきすぎるとか——。

今から二十年くらい前に、自動車事故を起こしました。私の運転が悪くて車線をはみ出したらしく、横を走っていた女性のバイクに接触して、さらに、後ろから来たトラックが私の車にぶつかり、私の車が横倒しになって一回転してしまったそうなのです。車はめちゃくちゃでした。私自身は全く覚えていないのですが、気がついたら周りに心配そうな顔をした人たちがいらっしゃいました。不思議なことに、その時の私は何も感じなかったのです。奇跡のようなものでした。私は接触してしまった女の人を診てもらうために病院に行きました。不幸中の幸いとでも言うのでしょうか、相手の女の人も大事には至らず、お話し合いができました。主人の心配も大変なものだったと思います。

それから半年くらいして、いわゆる「むち打ち」の状態になり、だまされたと思って鍼《はり》をしてもらいなさいと言われ、お友達の紹介でずいぶん治療していただき、鍼というものに全く知識がなく半信半疑でしたが、今つくづく、このだまされたと思ってやってみる、人の話を聞いてみることの大切さを感じ、言ってくれた友人に感謝しています。

それからの私の身体は、今までの常識とされていることとは全く違う変化を起こしはじめました。目をつぶると白い糸のようなものがほどけているのが見え、はじめは糸というより、ただただ身体のあちらがガクン、こちらがガクンと、自分がしようと思わないのに勝手に動き、人から見たら気がおかしくなったかのような動作をしていました。川越にいらっしゃるO先生（ホリスティックなアプローチによる治療を専門とする医師）に診ていただいたところ、「あなたみたいな人は原始能力が残っているのですよ」と言われました。何を言われているのかわからず、またある時は、同じ病院の他の先生に「今、あなたが自分の治し方で治しているのですから、自分で治せばいいのです」とも言われました。私は身体を治すために病院に行っているのに、「自分で治せ」とはどういう意味かしらと、不思議でした。

当時の私はほとんど家で寝ている状態で、家族は心配し、S医大でレントゲンを撮っていただいたところ、頭の右上と左上に白いもやもやが写っていて、脳梗塞と言われました。私は今まで、人の身体への関心から、よく肩をもんであげたりして、その時に、手を握りしめた形で身体を傾けていたのですが、レントゲン写真を見た時、それがそのまま頭の状態を表していると感じたのです。一人の先生は「様子をみましょう」とおっしゃり、別の先生はたくさんの薬をくださっていましたが、飲もうとすると気持ちが悪くなり、飲めませんでした。先生によって診断が違うのですね。

家で寝ている時（この寝ていた状態を今考えますと、一定方向に圧縮していた私の身体が、一定方向へ行ってしまう動きに抵抗力がつき、見た目には動けない状態だったけれど、体内では全方向に動こうとする力が生じていた状態だったのです）、目をつぶると、まるで千手観音のように身体中が広がって見えました。これは今でもあります。寝ながら手が意思に関係なく動き、首の辺りを触っています。私は何をしているのかしらと自分の身体を観察していました。思うようにならない身体は、身体にまかせている他はなかったのです。手の指が動くと、その動きが足の指のほうに動いて見えました。寝たきり状態には二通りあるという観察を私は持ちました。寝たままのほうに圧力がかかってそのまま動けなくなるものと、私のように少しずつ抵抗力がつくものと。少しずつ動ける状態になり、身体が猫のポーズやブリッジといわれるヨガの格好をしたり、整体の学校で習った経絡《けいらく》といわれるところに沿って糸がわあわあと広がって見えたりしはじめました。背骨らしいものが右へ右へと回って見えました。思い出すと、まるでタイの人たちの踊りのように、手と手を合わせ、腰を落とし、右へ向かって動き、東西南北にあいさつでもするような姿勢もしました。右利きの私は気づかないうちに左回りに、左を見る方向へ回っていたのです。それが右へ回りはじめたのです。右手を前に出すということは、気づかないまま胴の部分も左に回転しています。右手を出してご自分で感じてみてください。身体が糸でできていると考えますと、左の回転は、一定方向への小さな渦巻きをくるりん状態につくっています。この渦巻き＝くるりんは、また一定方向へ圧縮されて奥へと固まります。昔のように、大気が行ったり来たりできていた状態ではなくなって、すねた坊やのように、大気が中で固まってたまってしまいます。それは手と言わず、あちこちに同じ現象を起こします。手頭の中もです。この状態は、私たちが想像する以上に身体の奥に渦巻きをつくっています。手でお団子をつくるようにしてみてください。手の動きは一定方向へくり返していますね。私の身体の広がりの波紋が他の人に届き、その人が身体をゆるめる動作をする波紋と触れる時、両方ともが広がっているように見えたりもしました。白い粉状のものが出てきました。まるで組織と組織をつないでいた接着剤がはがれでもしている感じです。

その頃、新聞に『ユーザーイリュージョン―意識という幻想』という本が紹介されていました。そこには、「意識は自分が行動を制御していると感じているが、じつはそれは錯覚にすぎない」とあります。私は思わずその本を買って、そうだそうだと自問自答しながら読んでいました。著者にお手紙を出したくなって出版社に問い合わせましたが、外国人の著者の方なので、日本語ではできないと言われました。

なんとなく、少しずつ、私の身体がしようとしていることがわかってきて、力学的動きと感じていたものが、ますます具体的に見えはじめました。身体は、はじめは星のような、でも先がとがっていない五角形で、ゆったりした梅の花の花弁のようなものだと思います。私の身体の糸が広がり、そのように見えました。その糸状のものは、ある時は富士山を見ていると、富士山の頂上から私のほうへ糸が広がるように見えたり、神社にお参りに行くと、奥のほうから糸が広がるように見えたり、手でお茶碗を持っていると、頭の奥がミシミシと音を立て、お茶碗を通して糸がほどけて見えたり。ともかく、人に限らず無生物といわれるものを通してもそのように見えました。それも正確な星の形ではなく、脇の下とか、足のそけい部とか、ふだん身体のねじりによって奥に押し込まれているところはすぐに広がってこないようで、星の形に近づこうとしているように見えました。『ユーザーイリュージョン—意識という幻想』の挿絵にもそのようなものがあり、私は「やっぱり！」と感じたのです。私の感じていたものが他の本にも出ているということは、私の考えていることに普遍性があるということになります。大気が自由に通り抜けられる状態が進化する度にねじれ、胴のくびれとか、首のくびれ、手首のくびれ、足首もくびれ、手のつけ根や足のつけ根、私たちが非常に怖く感じる心臓などの梗塞状態をつくります。

ここで考えてみてください。身体はつながっているのです。心臓だけが梗塞しているのではありません。生まれた時から非常に緊張体質だった私は、緊張をますます緊張させるようなことを今までしていたのですが、車で事故を起こした時点で少しのゆるみができ、鍼によってますますゆるみができ、いろいろな現象が身体に起き、身体がゆるもうとしているのです。頭の奥がミシミシと音を立てます。ゆるもうとしている方向は、右とか左とかというより全方向です。ヨガなどの動きを観察しますと、私たちが決めた方向ではない方向に身体を動かしますねというように、私は人から見たら変な動きをしながら元気になってきました。今の私は上り道が全然苦しくなく、むしろ足がどんどん上るほうへ動きます。足が勝手に動いてしまうのです。はじめは自分でも不思議でした。これは、股関節がやわらかくなった＝息がよく吐き出せる状態になった、ということになります。目も良くなり、今は明るいところではメガネはほとんど使いません。時々目がぐるぐる回っているように感じたりしますが、全く気にしません。身体が良くなろうとしているのです。

信じられないことにあごの辺り（歯も）と大腸の状態は同じです。経絡の図で見ると、あごの辺りに大腸の経絡があります。

ここまでお読みくださって、若いお父さんもお母さんも子どもさんも、若いお友達も、なんだか訳のわからないおばさんが変なことを言っているけれど、そんなこともあるのかなあ？と思ってくださると私はとてもうれしいのです。「かなあ？」は身体のゆるみです。今日の〝変〟は明日の常識？　どうしてもお伝えしたいのは、人の身体は生まれた時から誰でも癖を持っているので、小さい時からその癖をゆるめておくことが大切だということです。自分の身体が楽になる＝ゆるむと、他の人の身体も楽になる＝ゆるむということです。支え合うのではありません、ゆるめ合うのです。支え合うということは良いことのようですが、支えられたほうも支えているほうも圧力を受けてしまい、身体全体がゆがむのです。リハビリの先生は杖を勧めませんね。

今、若いお父さんもお母さんも忙しすぎませんか？　忙しさの真ん中にいるあなたは気づいていないのです。若い頃、忙しさの中であくせくしていて、この二十年で不思議な体験をした現在元気な（大きな声でお医者様には言えませんが、この二十年間、私はお医者様に全く行っていません。一度、健康診断をしたら血圧が非常に高いと言われましたが、薬など全く飲みませんでした。というのも、ある本に、身体が動けなくて寝たきりで、それこそ床ずれができている方の血圧が正常だったと出ていました。それでは、その正常って何でしょう。正常な血圧なら、身体も正常であるはずではないでしょうか？）私の話を聞いてください。本人の言葉だけでは客観的に聞いていただけないので、私のお友達に私のことを書いていただきました。本の最後の「いただいたお手紙より」を読んでください。私が書いた本を、「何かな？」と思って手に取ってくださってありがとう。身体の声を聞いて、そして、大地で手足を伸ばすことからはじめてみてください。勉強ができたって、仕事ができたって、お金がいっぱいあったって、身体が悲鳴を上げていたら？　今まで気づかなかった身体の奥から見えてくる痛さにも、「今まで本当にご苦労様」と思ってください。そして、あごの辺りがゆるんできたら、やさしい顔になってきます。目の奥がかゆくなって手でもそもそしていたら、目つきはやさしくなってきます。子どもたちも喜びます。手がゆるみ、やわらかければ、子どものお尻をたたいても、痛さがやさしさに変わります。身体と心は一緒です。そして、大きな宇宙です。もし今、レントゲンが病気の可能性を示していても、自分の身体を信じましょう。お月様も、その時によって見え方は違います。レントゲンの映像がすべてではありません。X線とγ《ガンマ》線とでは見え方が違います。手で触ったほうがわかるということもあります。「難病です」と言われても、私の身体は私の身体。ゆるめて病気にさようなら。簡単な手術と言われたら、手元不如意と言いましょう。

プラスのくるくる、さようなら！　マイナスのくるくる、こんにちは！　プラスは集まる力です。マイナスはゆるめ広がる力です。

目次

第一章　大切なのは身体をゆるめること

私たちは、今ある私たちの身体がはじめからこのようにあったと今の形から判断して、このようにあるべきだと思い込んでいるのではないでしょうか？　長い間の進化の中で行動は複雑化して、その行動が身体を冷やし固めてきたのではないでしょうか？　血管とか骨がはじめからあったのではないかもしれない？　考えるというのもその進化の結果？　……だとしたら？　考えすぎる私たちは？

生まれ持つ癖

私は整体師としていろいろな人の身体の状態を手で触って感じてきて、その体験を通して、子どもたちは生まれた時から身体の癖を持っていて、その癖を強くすると身体に無理がかかる、という観察を持ちました。たとえば人が走るということは、足全体で地面を支えていません。足の爪先と、かかとのある一点で地面に触れています。前を向いて走っていると、特に親指に力がかかり、行動の癖によって違う人もいますが、その親指の先が回転（コマの回転を思い浮かべてください）しています。足の真ん中辺りはのびのびできないのです。すると、頭のほうも常に回転して、身体中が一定方向に向かうための回転をしてしまうのです。腰もです。内臓もです。子どもたちが追いかけっこをするのも、子どもたちが持って生まれた癖であり、一定方向へと向かうという人間全体の癖ということになります。早く走るということは、この癖を強くし、身体の奥へと無理な力を押し込み、筋肉を圧縮し緊強状態にしている（エンジンをかけている）のです。圧縮された力は飛び出す力（瞬発力）となり、一定方向への回転を強くします。身体中でぜんまいを強く巻いているということです。本人の意志にかかわらず、力はますます強くなり、身体の細胞の一つ一つが、大きく一定方向へ向かう力（遠心力）に巻き込まれ、ゆるみのない状態（息とともに空気内のウイルスなども勝手に吸い込み、ゆるむ力がなくなり炭酸ガスが出せず、酸化した硬い状態）となり、それが度を超すと、身体を構成している糸状（これは私がそのように観察するものですが）のものの間に吸った外気の中の、いわゆる不純物（老廃物）が接着剤の役目をして身体中にたまり、鼻くそ、耳あか、そばかすなどになり、もっと進むと脱水状態となります。癒《ゆ》着し、窒息状態に近づき、息が吐き出せなくゆがみが強くなります。一定方向に飛び出す力が強いということは、狭いところに手や足が行ってしまいやすく、吸引力が強いと、この飛び出す力も強いということです。心が先へ先へと追及せずにいられないとか、心配する現象が出て、体内では行きどころのない体液が毛細血管からにじみ出てきます。

握りしめ症候群

赤ちゃんの生まれた時からの手の握り方は、ご両親、先祖の方々の行動の癖を受け継いでいると私は観察します。いぼとか硬いしこり状のものが親子で同じところにあったりすることからも。

おはしで食事をする民族、手でそのまま食べる民族、ナイフやフォークを使う民族などでは、手の動かし方が違います。おはしは、どちらかというと身体の前のほうに力が向き、ナイフやフォークは背のほうへ向かいます。私はその力の動かし方、力の行方が、その民族の病の特徴を形づくっているように思うのです。ご自分で動作をしてみてください。ある時、民族学を研究している人が、この私の見方がおもしろいと言ってくださいました。

そして、赤ちゃんは、生まれながらにものをつかみ入れようとする自分の身体の癖などは全く自覚していませんから、握りしめた方向へ常に力をかけています。癖は癖を呼び、見えない身体の中心に向かって圧力をかけます。この現象を私は勝手に〝握りしめ症候群〟と名付けました。握りしめる力は手だけの問題ではありません。力は連動し、脇の下をしめ、股関節をしめ、あごをしめつけ、血管も収縮し……余儀なく圧縮、緊張を強いられてゆがんだ身体の力は、本人の意志ではなく、強いられた緊張の力の先へと方向を決め、鋭い力となって他の物体（人の身体も含む）にぶつかり、ぶつかった対象が硬いものであれば、その硬い力をもろに受け、お互いに傷つきます。雷も硬く鋭いものにぶつかりますね。人を殺すとか、いじめをしてしまうとか、自殺をしてしまうとかの今起きている社会問題は、この本人の自覚しない、人の目に見えない圧力の収縮が原因ということになるのではないでしょうか？

以前問題になった赤ちゃんのうつ伏せ寝の事故も、この握りしめる力が自分の身体をしめつけたのではないでしょうか？　脇の下や首のゆるみがあれば、寝返りが打てるはずです。

自分の身体を観察し、触ること

私たちが何か一つの目標に向かって一生懸命行動をしている時、息を吐く動作はせず、吸い込む動作をしています。吸い込むだけですと、たとえば変な話ですが、掃除機の中にごみが圧縮してたまることを想像してみてください。吸う度に外からの不用なものをどんどん取り込み、身体は硬くなる→冷えて固まる→ゆるませる力は出てこなくなり、ますます冷えます。私たちは自分の身体の状態を考えに入れないで、塩分は良くない、砂糖は太る、炭酸ガスは悪い、肉は身体を冷やす、タバコは悪い、酒は悪い、カルシウムが足りない、昔は食用とされていたきのこが毒きのことなる、花粉は悪い、等々言っています。砂糖、食塩、酸素、タバコ、花粉も、自分の身体が息を吸うことばかりしていたら、体内に入りすぎるということになりませんか？　入りすぎて体内にたまりすぎたとしても、それは砂糖や食塩、タバコなどのせいではないでしょう。いつも緊張して素直（？）に吸い込みやすく硬くなっている（がんばりすぎている）自分の身体を見直しましょう。胆石やガンなどは、たとえば宇宙のブラックホールのようなものではないでしょうか？　中で、いわばトグロを巻いていて、出口のないような。もっと言いますと、吸われて入ったものと出てきたものは、同じように見えるけれど違うものかもしれない？　酸素を吸ったら水と炭酸ガスにして体外へ出す、息を吐く、このごく当たり前のことに私たちは気づかなくなっています。今、私がこれを書いている時（私の家は荒川の河川敷の目の前です）、川のもやが立ち込めて、春ですのでウグイスの声が聞こえたりします。ここでまた、川の水がもやになる＝気体になることから、私たちの身体から炭酸ガスが出る＝体内で固まっていたものが分解されて、固体が広がろうとしているのではないかと、それが自然ではないのかと思えてきます。ガスは空気に漂っているのが自然です。それを人工的に追いかけてなくそうとするのは、違うのではないかと。追いかけて封じ込めたら、どこかでまた、とんでもないことが起きるのではないかと。

　では、緊張して硬く冷えている身体はどうすればいいのでしょうか？　それには、代替治療（気功、ヨガ、鍼、灸、マッサージ、整体、風呂、真向法《まっこうほう》、アロマテラピー、自きょう術、アーユルベーダ、内観法《ないかんほう》《ゆっくりすわって自分の内部を見つめる》、太極拳、マイナスイオンなど）のあの手、この手で抵抗力（作用する力に対して反対の方向に作用する力）をつけ、今まで気づかずに一定方向にしか動かしていなかった筋肉を縄をほどくようにゆるめ、温めることです。これらのことを前提として、私自身の体験、書籍や新聞記事を通して得た知識、実際に私が整体師として施術をしてさしあげた人たち（大人から子どもまで十年間にいろいろな例に会いました）の身体の変化についてお話ししましょう。

皆さんも自分の身体を折に触れ写真に撮っておき、時々見返して、自分の身体の変化を自分で観察してください。手のひらとか、あごとか、脇の下とか、手でつまめなかったところが手でつまめたら、それがゆるみです。決して太ったりたるんだのではありません。手足の指の間が広がってきたら、息が（ため息も）吐きやすくなってきたら、それは良い変化です。頭のほうも考え方も、少しずつやわらかくなっているはずです。その、ゆるみやわらかくなってきたところを、引っぱってあげましょう。ゆるむほうに力は戻ってきます。手の使い方の角度が違ってきます。百済観音《くだらかんのん》が壺を軽く持つ手つきです。「ゆるみがない」「硬い」と申し上げても、細いほうが良いとか、メタボリックという現象のほうに目が行ってしまう方が多いのですが、硬くて細いということは、たとえは変ですが、しめ縄を思い浮かべてください。太いところと細いところがあります。そして、全部が硬い。このたとえでわかっていただけるでしょうか、おなかだけの問題ではありません。しめる力が一定方向へどんどん進み、私たちは便利だ楽だと言いながらものの後ろ姿を追いかけ、自分をしめつけています。

マイナスの握手？　をしてみよう！

握手をする時に、今までのプラスの握手（ビンのふたを閉める、プラスのドライバーを回す動き）の反対の、マイナスの握手（ビンのふたを開ける、マイナスのドライバーを回す動き）をしてみてください。力は互いに分散し合って、互いの身体がゆるみはじめます。これが大切です！

ゆるめることで起きる身体の変化

前述のように私は鍼をしてから今までの常識とされている身体と全く違う見方をしなさいと、私の身体が私の心に言っているような変化を体験しました。

白い糸のように自分の身体がほぐれると、他の人の身体もほぐれて見えます。そのほぐれたところに私の手が動きます。相手は「気持がいい」「眠くなる」と言い、ほぐれたところはやわらかくなります。

白目のところがある日真っ赤になっていたり、目の奥から真っ黒いあかの固まりが出てきたり、ある時は爪の先に糸くずのようなものがほぐれてきました。見ていた知人が写真を撮ってくださいました（下写真）。

先日は、左手の親指の爪のきわを包丁で切ってしまいました。私はいつも、身体がゆるみ広がっていれば悪い物は中に入らないと人にも言っています。ですから、血は出ましたが、水で洗っては時々出てくる血を拭いてそのままにしておきました。少しずつかさぶた状になり、ズキン、ズキンという痛さを感じていました。常識ではこの痛さは、バイ菌が身体を悪くしているということですが、これは反対の現象ではないでしょうか？　そう考えた私は、痛いけれど、爪先や指先が痛さを通りこして麻痺していた部分に、痛みを感じるくらいのゆるみが戻ってきたと理解して（今までのいろいろな現象の

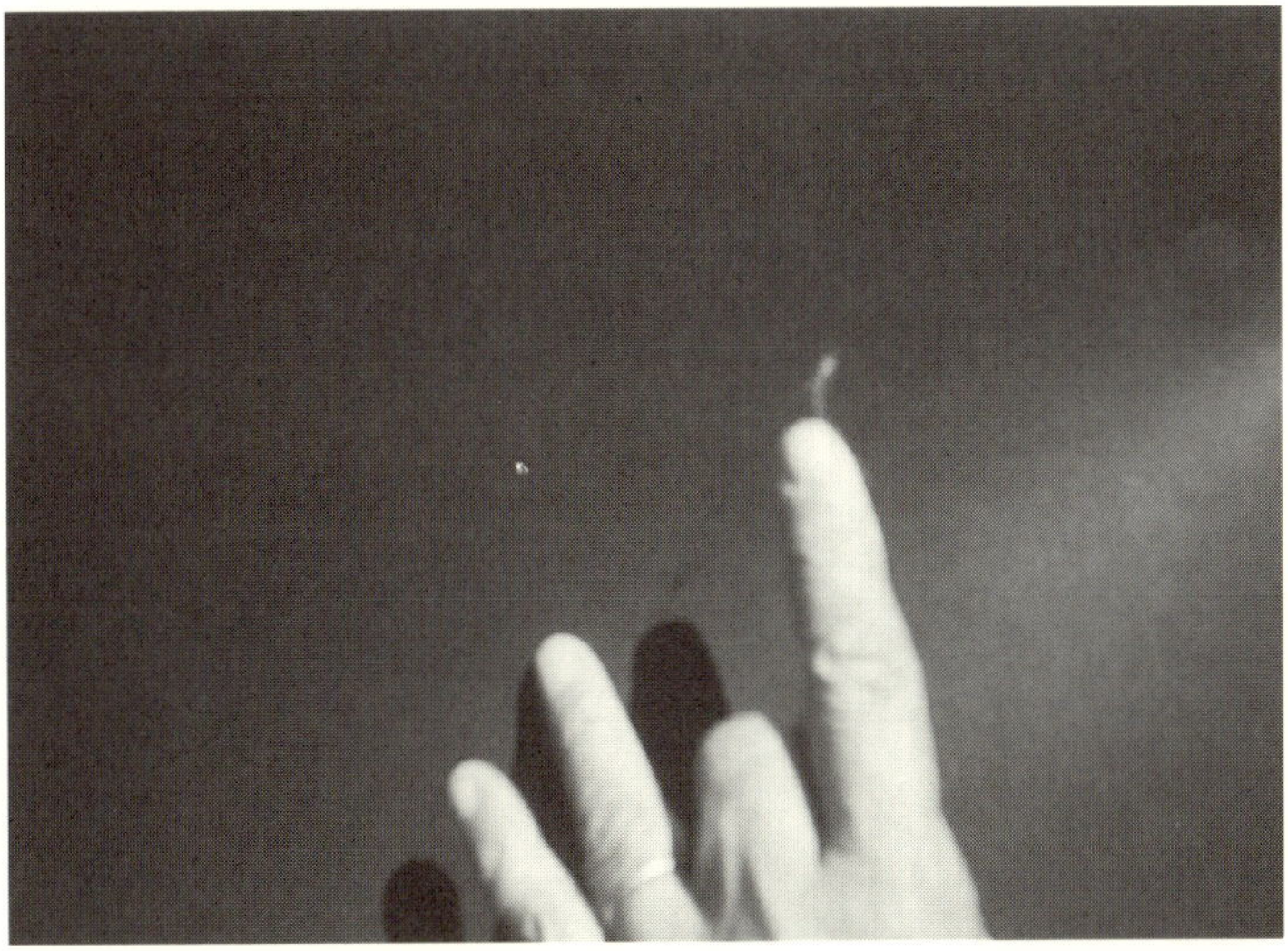

経験からです。もちろん自分でも疑問もあり、百パーセント正しいとは思えていなかったので、大丈夫かな？　と思った部分もあるのです）、じんじんと感じる痛みをやり過ごしているうち、その痛みが身体のあちこちに散らばり、足の爪とか頭のてっぺんとか手の爪などがじんじんしてきてわあーっとかゆくなり、痛くなりました。身体はつながっているのだと、身体自身が教えてくれているのだ、だからあんまりいろいろなことを考えないで空を見て、草の上で寝転がっていなさいと言われているような気がしました。

時々、首がガクンと音を立てます。そして、これらのいくつかは、私の知っている方々にもだんだん起きてきました。身体の機能としてはだんだん良くなってくる——たとえば、歩けなかった人が少しずつ歩けるようになる、手の上がらなかった人が手を伸ばせる、首が回せるようになるなど——のです。もし転んだとしても、頭などが直接地面に着く前に手のつけ根がゆるんでいるので手が出て大事には至りません。

お通じの出方も変わってきます。便秘をしている時、その姿勢や行動をよく観察すると、同じ方向へいきんで、身体は一定方向へ傾いています。その動きをゆるむ動きに変えていきますと、腸も身体の一部ですからゆるみ、お通じが出やすくなり、下痢を起こさなくなります。下痢は体内をしぼり、老廃物をためながら水分だけ出る状態です。下痢状のものが水のように出ることはありますが、体内でどこにも行き場がなくなってたまっていた水分が、やっと広がり出られたのだと思ってください。それから、炎症も起こさなくなります。今、難病といわれている病を常識をはずして観察してみますと、下痢や炎症の症状が共通しているように思われます。握りしめ症候群につながっています。この握りしめすぎた身体――手を握りしめているということは手だけではありません、身体全体、本人は気づかなくても頭もまたそうです。代替治療でゆるめますと、必ず身体の奥のほうの痛みやかゆみを感じてきます。それまで身体の奥は硬く麻痺して感じなくなっていたのですから、奥のほうに感じてくる変化は身体がゆるんでいるからということになります。

また、あかやくしゃみ、目やに、白い粉のようなものなど、さまざまな老廃物が身体の外に出てきます。握りしめていた時は身体の奥にたまっていた物体が、粉状、泡状（特にお小水など）、くしゃみ、時には薄い紙状となって外に出てきます。糸状の時もあります。お通じの中に石灰状の白いもの（たぶん、検査の時に飲んだ造影剤などではないでしょうか？）が出てきたりもします。あまりに微妙な変化ですので、なんだか変だと感じるだけで、たいていの人はやり過ごしてしまいます。手足の爪などがしびれを感じたりもします。これも、本当にしびれている時は感じない感覚が戻ってきているからなのです。あまり具体的に感じる私の身体は相当硬いですね。

身体をゆるめる動作をして出てくる痛みは良くなっているバロメーター

身体は見えないところで大改革を行っています。時々、自分の身体を見直してください。手が上げられるようになった、歩けるようになった、股関節が広がるようになった、口が大きく開けられるようになった、視力が少しずつ良くなった……。そういう時は「身体にありがとう！」と感謝しましょう。身体の奥に感じてくる痛みを良くなっているバロメーターとして理解すると、気持ちが楽になってきます。あまり痛い時などは身体を横にして、大地にゆったりと体をゆだねて息を吐いていましょう。他の物体——糸も、氷も——は、平らなところでゆっくりとほぐれていきます。人の身体も同じです。考えるより寝るほうが勝ち、たとえ眠れなくても横になろう！　二十四時間働くなどということは自然に反しています。働かなければいられない自分の身体を見直しましょう。時には鍼、整体などを受け、身体にごほうびをあげましょう！

私はある時、冷や汗をかくほどのものすごい痛みをおなかに感じ、何かがはじまったなと思い、ともかく平らなところで寝ていました。大腸の辺りがきりきりと痛く、常識で考えれば、ここで痛み止めの薬を飲むのでしょうが、私は寝ていました。自分では横になって何もせず寝ていると思っていますが、身体はゆるもうゆるもうとしていたらしく、そのうちに激しい便意を感じました。そして、出してしまったら痛くなくなってしまったのです。そういう状態をくり返しながら、薄紙をはがすように良くなってきます。身体の機能も良くなります。

掃除機の原理

私は、目の中から小指の先くらいの黒いあかが出てきたことがあります。この時は、朝起きて鏡を見たら、目の中にしずくような形をした大きな黒いものが付いていました。まさかあかだとは思わなかったので、誰かに写真に撮ってもらおうと思い、まずは顔を洗ったら、やわらかな固まり状のその物（あか）は取れてしまいました。このようなことは、手のひらの真ん中から黒く細い糸のようなものが出てきたり、おへそから黒いあかが出てきたりと、ある時急に起こります。

それでも、私自身は以前より姿勢が良くなり、目が良くなって、今はメガネを使いません。身体全体がやわらかくなってきました。

私は、息を吸いすぎる現象を勝手に〝掃除機の原理〟と名付けました。握りしめ、吸いすぎると、老廃物をためながら身体は布をしぼりすぎた状態となり、水分は身体の外へ身体自身をしぼりながら飛び出します。寝汗とか夜尿症とかの状態です。ヨガの先生は「吹き出す汗は良くない汗で、ゆるみ出る汗は良い汗です」とおっしゃいます。同じ汗のように見えても、出方によって違うということです。そう考えると、食塩も砂糖も身体の状態によって反応は違うということではないでしょうか? 糖尿病の方が、血糖値が高いから身体が悪いというのは私にはどうしても合点がいきません。他のものは出られなくても、糖だけは出てくれるのです。「カルシウムは身体に悪い」と言っている本もあります。「良い」と言う本も。これは、身体の状態によって反応が違うということ? 血液中にカルシウムが足りないというのもこう考えます。同じ方向へ流れて圧縮された血液が脂肪状に固まり、その脂肪が体内にどんどんたまって炎症を起こし、その炎症がもっと固まった状態となり、かゆさと感じていたものが痛さになり、身体に石灰がたまって麻痺状態になって、痛さも感じなくなる→身体は硬くなる→カルシウムは骨となってどんどんたまる。つまり、骨になってしまった分だけ、血液の中のカルシウムがなくなるのではないかということです。ですから、カルシウムを補うということに疑問を感じるのです。紫外線が悪いというのも同じ理由だと思います。

代替治療をしていますと、お小水から泡が出てきたり、以前に飲んだビタミン剤の匂いがしたりします。身体の中の一定方向に巻いていたぜんまいがほどけて出てきたのです。脱水状態だった身体が正気を取り戻してきたのです。身体に感じる症状としては、時にふらふらしたり、頭の奥が痛くなったり、食事がのどのところにスムーズに入らないようなことも起きてきます。同じふらふらとか痛さでも、奥へ縮んで感じるものと、ゆるんで感じるものとでは天と地の差があるのです。ある人が、「それでは、そのゆるめる動作をするとしないとでは、行って帰ってくるほどの差があるということになりますね」とおっしゃいました。そうなのです！　このことに気づいてください！　ある人は、身体をゆるめていたら歩き方が変わった、かかとから歩くようになったと、自分で気がつかれました。見方を変えると、一定方向の力とは、電流がいつもプラス（集中、硬くなる）のほうに流れているということです。ゆるませるということは、マイナスのほうへ広がる（ゆるむ）ということです。手を見てください。親指のつけ根から肺に向かうところに、東洋医学でいう「手太陰肺経《てのたいいんはいけい》」という経絡があります。私たち人間の動きをよく観察しますと、親指のつけ根をいつも回転させるように手を動かし圧迫しています。一定方向へ、私たちが意志で思うようにしていると思って動かしている時、他へは分散しようとする力は出ません。肺炎などの炎症を起こすのは、この経絡の流れを一定方向へ強くしているからです。中耳炎、膀胱炎、にきび、あせも、脳梗塞、脳内出血、じんましん、アトピー性皮膚炎、虫歯、口内炎、鼻炎などの炎症を起こしやすい人は、いったんは治ったように見えても、再び他の炎症が起きるようです。脂足などもそうです。炎症を抑え込むと、体内に封じ込められた力は前述のように脂肪の固まりとなります。二年くらい前にテレビ番組で、脂肪の固まりが数珠つなぎになっている映像を見ました。そして、その脂肪の固まりをクリップで留める手術というのを映していました。その時、私はゆるめる力を出さなかったら、脂肪の固まりはまたできてしまうと思いました。以前、私は頭に脂肪の固まり状のふけがよく出ました。

また、手の親指のつけ根のところにも、やはり脂肪の固まりがよく出てきました。身体をゆるめる動きをはじめてから、固まりとして出てこないで、ねとねとした油のような出方に変わりました。ですから私は、髪の毛の基部に脂肪の固まりがあったりすることも、まず固まりができて、その先に毛があると観察します。若いお嬢さんが自分の髪の毛を手ではさむようにして電車の中で触っていますが、よく見てください、脇の下を縮めています。にきびをつぶす動作も、脂肪の固まりをつくるために両脇を縮めているようなものです。固まりはもっと縮み、形を変え、骨となる？　身体は細くなり、体内に酸化脂肪や活性酸素が多くなり、体毛が増え、爪や指が細くなり、目が大きくなり、まつげは長くなります（私はゆるんで、まつげの先から目やにのようなものが出てきた経験を持っています）。神経質にもなります。足を回転させて歩いています。太るとかやせるとかにかかわらず、足全体でかかとからゆったり歩くようになると、身体の様子が変わってきます。ですから、今お医者様が「やせなさい」と言うのは少し違い、足全体で地面を踏む（重心が安定する）ような歩き方や立ち方が大切です。

手で触った感覚を大事に

先日、新聞でウイルスに関する記事を見ました。C型肝炎ウイルスは脂肪の膜の表面で増殖し、インフルエンザウイルスは脂肪の膜をまとっているのだそうです。しめつけられすぎて脂肪の固まりになった中にあるということになりますから、ゆるめれば良いのです。すねた坊やも出てきます。このように考えると、白血球がバイ菌を殺すためにできるという説に疑問を持ちます。ある時、テレビで見ていましたら、白血球がバイ菌をパクッと食べて、バイ菌がいなくなった瞬間を映していました。たしかに、バイ菌とされているものは画面には見えなくなりました。でも、画面は平面です。くるくると回る力で回転して、お互いに縮み合って、画面では見えない奥に行ってしまっただけでは？　画面のみの観察は非常に怖いと感じます。見え方は、見るほうの状態と見られるほうの状態によって変わります。

物体は回転する度に硬くなり、冷えます。人の身体も同じです。手で触るやわらかさが大切です。冷え固まると、皮膚の表面も身体も乾燥してきます。私たちは人を見て、スタイルが良く、顔が小さいのをうらやましいと思いがちですが、身体は悲鳴を上げています。元気にも〝ゆっくり元気〟と〝ぴょんぴょん元気〟があります。ぴょんぴょん元気で具合の悪い人はたくさんいます。若い歌手は、皆マイクを握りしめすぎています。ウエストが細すぎます。ズボンをずらしてはいている若者はウエストが硬く、ズボンがストンと落ちてしまう状態です。

第三章　さまざまな書籍や報道と私の考え

今、本当にさまざまな先生方がいろいろなご本を書いておられます。テレビなどの報道は一方通行なことがほとんどです。いわば電気の流れです。巻き込まれないで自分の判断が大切です。図書館などで自分の見方で本を読んでみてください。毒もスピードが生んだものかも？

帯津良一先生の書かれた『がんになったとき真っ先に読む本』は、西洋医学だけでなく、東洋医学や心理療法などの代替療法を取り入れたガンの治療法について書いてあります。

『クスリで病気は治らない』は、ご自分の子どもさんを白血病で亡くされた丹羽靭負医師が、抗ガン剤の副作用に苦しむ姿を目の当たりにしてきた経験から、化学薬品の弊害や矛盾を訴えている本です。

安保徹先生の書いた『ガンは自分で治せる―ガンで死ぬ人、ガンが治る人の違いを医学部教授が解明！』には、「抗ガン剤治療、放射線治療、手術は受けてはいけない」とあります。ガンは自分の生き方のゆがみ、間違いから生まれたものですから、基本的にはそれを直せば治ります。炭酸ガスの話も、同著『免疫革命』に出ています。

春山茂雄著『脳内革命②』には「抗ガン剤ほど局所に照準を当てて全体を犠牲にする薬は他

にありません」「私が読者におすすめしたいのは、ストレッチ体操です。（中略）激しい運動ではありませんが、ふだん使わない筋肉を引っ張って刺激することで、筋肉の衰えを見事に防いでくれます」「三十歳を過ぎてから（中略）過激な運動は早死のもとです」「糖尿病も痛風も高血圧も動脈硬化も、最終的には血管の目詰まりを引き起こします」とあります。

「すでにいい古されたことであるが、障害児ほど私たちに人間性についての反省をせまるものはない」。これは、柴崎律氏の著書『知恵おくれと自閉』の中での言葉です。柴崎氏は同書の中で、アメリカの精神科医カナーの主張をも取り上げています。「彼ら（＝自閉症児）の両親が知的に高く、科学、文学さらに芸術的なことに没入していて、人に対する飾り気のない、興味には乏しい人々であった」。頭が良いということだけが良いことでしょうか？　私も常に疑問を感じています。そして自閉症の方は、ものすごくものを覚えている（ため込んでいる）とのことです。いつかテレビ番組で、ビルの屋上から見えるビルをすべて覚えている自閉症の方を見ました。今までお読みくださって、なんとなくおわかりになられた方もおられると思いますが、言葉足らずになるといけませんのでもう一度書かせてください。「知的に高く、科学、文学さらに芸術的なことに没入していて、人に対する飾り気のない、興味には乏しい人々であった」ということは、人は知的に高いことをしている時、頭だけでしていると思っていますが、行動が伴っています。知的に高い複雑な行動に没入すると視野は狭くなります。身体はますます一定方向へ傾きます。知識は身体の中にたまりすぎた状態となっています。私は、自閉症とか知恵おくれといわれる人たちは、おくれているのではなく、たまりすぎた知識にがんじがらめにされている状態ではないかと思うのです。

プールの排水口に吸い込まれてしまったお子さん、エスカレーターの隅に手をはさまれてしまったお子さんなどの事故があります。私の子どもも小さい頃、エスカレーターに手をはさまれたことがありました、今思いますと、身体が固い、息が吐けない↓物を吸い込みやすい↓物に吸い込まれやすいのです。本当に気の毒で、その度に私は思います。ふだんから身体をやわらかくすることをみんなで気づいていたら——と。事件を起こす人やお子さんは、「頭が良い」「素直で良い子」「思いやりのあるやさしい良い子」と言われる人が多いのです。人間が素直で良いと思うのと、宇宙の中で自然の中で気持ち良く生きていくこととは少し違うようです。人が人を裁判して善悪を決めても、身体の状態を治すほうが大切です。訴える相手がいない、つまり、自然が相手だったらどうしようもないではないですか。

救急車が間に合わないで亡くなったといっても、ふだんから息が吐ける状態であれば、息を引き取らないのではないでしょうか。よく考えてください。救急車の到着が遅いせいではないのでは？　亡くなった方には大変申し訳ない言い方だと思いますが……。

また、身体がゆるみを持ってきますと、一時的に表情が硬くなったりします。これは、今まで一方通行への笑いが、全方向へ——笑いにもまた二通りある——動こうとしはじめて、顔の中の筋肉が今までと違う方向へ動いたりしはじめ、抵抗する動きをはじめたということです。一定方向へなめらかに行ってしまうのはやわらかく見えますが、本来は全方向へ動くはずの筋肉が、全部同じ方向へ向いてしまうということです。たとえば、将棋倒しは一定方向へ倒れますが、もし将棋の駒に違うほうへ広がる力もあったら、素直（？）に倒れないでしょう。スムーズに見える動きは怖いのではないでしょうか？　すると、一定方向へすべるように速く走るのは、私としてはかなり怖い現象と思えてきます。

スポーツ選手の行動、たとえば砲丸投げなどを観察してみてください。身体を強くひねって遠心力で球を投げています。職業的なもの、たとえば電車の運転手さんなどは、いつも前を見て線路を見つめ、決まった時間に決まったホームの決まった位置に電車を止めます。目は一定方向だけを見ているのですから首も固まります。頭も——。自分で自分のふだんの動きを観察してみましょう。脇をしめ、足のつけ根をしめつけていませんか？

『きのこ雲―日赤従軍看護婦の手記―』の著者代表・雪永政枝さんは、日赤従軍看護婦をしていたそうです。原子爆弾に遭った人が「全身に何の怪我もない人が次次に倒れていった」と書いてあります。けがもできないほうが心配と観察していた私は、その通りと思いました。何かにぶつかって青あざができたりするのは、うっ血していたところが表面に出てきたのではないでしょうか？　また、被爆した人たちはのどが渇いて、そして走って走って川の畔《ほとり》で亡くなっています。のどが渇いた時に身体をゆるめると、身体の中から唾が出てきます（これは、私の知人も納得してくださいました）。ですから、のどの渇きは身体のゆるみがなかったということかもしれません。原子爆弾は身体を縮めるX線の強いものと考えますと、走り出す動作は苦しみの行動です。本当にお気の毒に思い、思えば思うほど、二度とこのようなことが起こりませんようにと祈るばかりです。

いぼウイルス（一般的な水いぼとは別のウイルス）は、ガンと関係があるとも考えられていますし、早島正雄著『「気」の導引術—運のしこりを解き、体のスタミナをつける本！』には「医学的にはイボとガンは同種のものである。イボもガンも細胞がくるったために生じる。からだの表皮にできた異種の細胞がイボであり、体内にこれが発生すればガンになるわけだ。ガンもイボも体内の邪気のあらわれと考えてよい」と書いてあります。中嶋貞雄著の『超伝導』にはこうあります。「注射針のような細い管を通して液体を流そうとすると、相当な圧力（正確にいえば圧力差）を加える必要があることは誰でも知っている。粘性とよばれる摩擦抵抗が働いて流れを妨げるからである」。

『死は共鳴する—脳死・臓器移植の深みへ』の著者、小松美彦氏によると、「あたかも、振動数を同じくする発音体がつぎつぎと共鳴りをおこしてひとつの音をなすように、ある者の死亡は周囲の者と分かち合われ、ひとつの死を形づくる」ということです。

辞書で「二酸化炭素」という言葉を引くと、体に悪いような意味がありません。また、イオンという言葉が付くと身体に悪いとされているものも、たとえば硫化水素にイオンが付くと身体に良いものに変わるのはなぜなのでしょうか？　いつも私は疑問を感じています。温泉水などにも○○イオンというのがあります。二酸化炭素とカルシウムが一緒になると石灰になるのだと放送大学で講義されていました。すると、今若い人の身体に石灰がたまるということは……？　吸い込みすぎて身体の中で合体しているということ？

『生命にとって酸素とは何か―生命を支える中心物質の働きを探る』で小城勝相氏は次のようなことを記しています。

●酸素が生命だけでなく、老化、ガン、動脈硬化といった加齢に伴う病気を引き起こす本体であることがわかってきた

これも吸い込みすぎ？

●アラブには「静けさは神から来たもの、慌ただしさは悪魔から来たもの」という言葉があるらしい

●無限大の時間が経てばロウソクは必ず炭酸ガスと水になる

●ラクダのこぶには脂肪が蓄えられていて、皮膚から汗をかかない代わりにその脂肪を酸化

してつくる酸化水を身体に役立てている

そうであれば私は疑問に思います。脂肪が酸化すると水になる？　人の身体に水がたまるのは？　酸化する水とゆるむ水とがあるの？

また氏は、次のようなことも記しています。

●ミトコンドリアでは、食べ物の中の水素を燃焼させ、そのエネルギーを縮合反応（二つの分子から水分を取り除いて結合させること）させている

そうであれば、私はこう思います。水分を取り除いて結合させるというのは、収縮し合って水の分子を結晶化（脱水）したということでは？　化学で「結合」という時、収縮して水を結晶化させるということになりませんか？　また、宇宙のはじめに酸素はなかったということにも――。

西法正著『「足・腰・肩」痛みの科学―あなたの治療法は間違っている！』には、痛みとかゆみの違いはヒスタミンの量の違いであると書いてあります。若い頃、私はアレルギー体質で、前にも書きましたように炎症をよく起こしました。抗ヒスタミン剤をよく飲んで、身体の中で押し込んだ結果として、かゆみは感じなくなり、身体の痛さに代わり、身体はますます固くなったということだと観察します。

他にも、次のようなことが書いてある新聞記事がありました。

●麻酔をかけると脳の中に結晶水和物ができる
●人工呼吸器などを取り付けると外せなくなる
●寝ぐせは髪の毛の中の分子が水素結合で手をつなぎ合った状態である
　これは、きちょう面な性格の人が身体が硬いことにつながっていると思います。
●重力波が生じると物体がゆがむ（アインシュタイン）
　私はこの重力波というものを、同じ方向への＋《プラス》の力の動きと観察します。電流もそうです。人の身体のゆがみもこの動きのためであり、ロケットで宇宙に行って帰ってきた人が骨粗しょう症になるのも、超高速のロケットの中では、人は自分では動いていないと思っていますが、ロケットと一緒に回転しているのです。アインシュタインの本に、電車に乗っている私たちは、身体も電車と一緒に走っているのだということが出ていました。

　ルーシー＆スティーヴン・ホーキング著『宇宙への秘密の鍵』は子ども向けの本で、ブラックホールをつくるには、とてもたくさんのものを、とても小さな穴に押し込めなくてはならないと書いています。また、蒸発に関することも書いてあります。私がこの本を読んだのは、以前から感じていた〝蒸発すること〟について書いたばかりだったこともあり、家の前の川のもやを見ながら、「やっぱり」「本当に」「どうしても……」という思いでした。なんだか変な気持ちです。安心したというか、私の書いてきたことが全く違っていなかったという気持ちと、気がついていただきたいという気持ちです。

杉　晴夫氏の『筋肉はふしぎ』には、「筋肉活動のシグナルを核に伝えるのはガン遺伝子である」と書いてあります。今の世の中は、早く早くの渦巻きに巻き込まれており、空気もガン化しているのではないでしょうか？　身体が硬い、身体の中に石がたまる――尿道結石――なども。伝達の渦に巻き込まれて、人は高速道路で車を運転しているような状態です。いじめとか殺人とかは、裁判をするよりその同じ時間を身体をゆるめ合って、私たち人間のみんなが身体にゆとりを取り戻す時間にすれば良いと思いませんか？　ゆとりの波動が空気に伝われば、悪いウイルスは生まれません。悪いことをしてしまう人は、その人の身体の状態がそういう行動を起こさせてしまっているのだと思います。いわば、その人も被害者です。自爆テロも。自分の子供を考えて殺す親がいますか？

昔、米軍でお医者様をしていた人の話で、バラバラになった骨でもその人の過去の行動を観察して突き合わせていくと、つながりがわかってくるということですから、骨は人によって形が違うということです。

人のひげはなぜ伸びる？　圧力？　私たちはひげが伸びるのは当たり前だと思っていますが、身体をゆるめてくると、少しずつ体毛が薄く（悪い意味ではなく）なってくると観察します。

赤ちゃんの手の甲と甲を合わせるようにしてあげ、足の裏と裏を合わせる（できてもできなくても）ようにしてあげたら、しばらくすると、その赤ちゃんは口元の動かし方が変わり、食べ物を口に入れてあげるとすぐに飲み込まず、口元でもぐもぐしてから飲み込むようになりました。手の動かし方も変わってきました。実際に甲と甲を合わせて爪を見てください。同じように爪を見ているつもりでも手首の返し方が違い、わきの下の回し方が違い、爪を見る方向が変わってきます。爪と目とがお互いに広がりながら見えてきます。赤ちゃんは寝ながらヨガのブリッジという動きをはじめました。吸引力の強かった身体がゆるみ体質に変わろうとしているのです。現代の赤ちゃんは、生まれながらにおっぱいを吸い込む力も強すぎるようです。吸うから硬い＝硬いから吸うのです。自閉症とか夜尿症とか病気の名前はいろいろありますが、これらの病気になる要素はみんなが持っているらしいのです。夜尿症というのは、身体をいつもしぼった状態（そういう状態は頭が良く、記憶力が良い）ですので、膀胱もしぼられています。尿はしぼられた身体から、いわば水鉄砲のように飛び出します。膀胱にゆとりがないので、お小水がたまったという感じを感じる余裕なく飛び出してしまいます。本人は身体がしてしまった行動をどうしていいかわからず、人には理解してもらえないと思って悩むのではないでしょうか？

新聞にはいろいろな事件が出ています。

アメリカで、自分で自分の首をしめる遊びが子どもの間で流行《はや》っているとあります。首をしめる動作は脇の下を縮めています。いじめで先生に事情を聞かれていた子どもが飛び降り自殺をしてしまったそうです。何回も言います。飛び降りる時、アキレス腱がゆるんでいたら、飛び降りる状態にはなりにくいものです。その子どもの身体の状態が自殺をさせてしまったのです。

近所の女の子が「おばちゃん」と話しかけてきて、ふざけて寄り目をしました。私は「そんなことをすると本当に寄り目になってしまうよ」と言いながら、はっと思いました。この子はしたくてしているのではないと感じ、手足を広げる動作を教えました。いつもしたほうが良いよと言って――。その後、その子はそういう行動をしなくなりました。

ある時スーパーで買い物をしていたら、五歳くらいの男の子が同じところでぐるぐる回りをしていました。ふつうの見方で見るとふざけているように見えます。けれど、その子どもは身体のゆるみがないのです。

また新聞で、お医者様への質問欄に、自分の子どもに歯が一本多いことを相談している投稿記事がありました（この記事も切り抜いて取ってありますが、捜すのが大変です）。

今、こんなふうに書いている今日はとてもお天気が良く、私は太陽を背にして書いていました。すると、私の頭の影からかげろうのようにもやもやと煙のようなものが立ちのぼるように見えます。何かの錯覚かと思い頭を他へ持っていくと、それは見えません。頭から蒸気が上がったように見えます。もしかしたらこういう状態が見えることをオーラと言うのではないでしょうか？　私の身体は相変わらずいろいろ変化して、歯が広がってきて、以前は他の人から見ても大きく動いていました。今は、たとえばすわっていると、そのますますわっているように見えますが、私自身は身体の中で糸をゆるめ、ますます広がって見えます。そのうち、さし歯とかが自然に取れるのだと思います。最近、一番最後に治療したブリッジが取れました。蓄膿症なども、ため込む力が強すぎたのだと私は思います。

毎日の観察は、私たちがお互いに気をつけ合う意味で非常に大切なことです。おなかが痛くなったらごろごろ寝ていてください。少しでも、なるほどと感じてくだされば、私は胸をなでおろす心境になります。何人かの友人が私の話を聞かされてうんざり気味ですが、「でも、あなたの言うことは間違っていない。体験は体験として伝えるのも大切だ」と言ってくださいます。そして、「身体は本当に大切だし、あなたの話を聞けば聞くほど、自分で自分の身体を観察し、情報をすべて丸呑み込みしないことが大切だと感じる」とエールを送ってくださいます。お互いの身体です。みんな、地球と一緒にゆっくりしませんか？　こんなことを書いていると、南極の氷を水に入れたら泡が出てきたという内容をあるテレビ番組が伝えていました。これはまるで、私のお小水に泡が出てきたのと同じことではありませんか。南極の氷の下に水の池がある――これは、人の身体に水がたまっているということと同じだと思います。

今常識とされている行為を見直してみませんか？

たとえば、スポーツでは必ず軸足という言葉が出てきます。その足を軸にして回転する力を利用して、エネルギーを出すということです。エネルギーを出す度に、軸になった足は圧縮、摩耗され、身体全体にも同じような状態が起きます。エネルギーを出しながら体をしぼる――これは今地球に起きている現象なのではないでしょうか？「ねじを巻く」という言葉が放送大学の、物理の宇宙の講義に出てきました。私たち人間が意思を持ったのは、もしかしたら広い宇宙にゆらいでいた「気」というねじを巻いて、その結果として人の意思ができたのではないでしょうか？ その意思でする行動（日常私たちがしている）は、宇宙のゆらぎを収縮しているのかもしれません。そういう意味で、今行われている医療行為（注射、麻酔、点滴、人工透析、コンタクトレンズなど）について見直すことが大切なのではないでしょうか？ ゆっくりと原点に、もっとゆったりしていた空間であったろう宇宙に、そのゆったりした流れの中に、身をゆだねる気持ちを、あるいは遠い祖先に立ち返る気持ちを持って。

気功などをする時に使うエネルギーは、スポーツなどで使うエネルギーとは違うとのことです。歩行困難だった人が、気功の動作などをしていると歩けるようになったりしています。

そして、身近な子どもたちに、ゆるめる動作＝ゆるめる運動を身体が覚えてゆるみ体質になるように気づかせてあげたいものです。私は、自分の身体の体験もありますので、身近な子どもたちをよく観察する習慣がつきました。たとえば、ほっぺたが赤いのはなぜなのでしょうか？　その子によって丸く赤かったり、耳のほうから鼻にかけてまるで模様のように赤かったり……。

　ある時、その赤さも手の動かし方によって違うのではないかと思い、例によって手の甲と甲を合わせたり、足の裏と裏を合わせるような動かし方を子どもにしてもらいました。すると、ほっぺたの赤さが少しずつ違ってきました。この違ってくるというのは、時間をかけて観察しないとわかりにくいかもしれませんが、丸く小さく赤かった（集中していた）赤さが少しずつ広がってきたのです。ですから、赤いという見た目（表面）だけで「健康です」とは断言できないということになります。身体の奥とされているところと表面とされているところがゆらぐように動いて広がっていないと（固定されていると）、いつも同じところが赤いということになります。サーモグラフィーとかの機械は優秀ではありますが、それだけで判断できるものではないのではないでしょうか？　ここで思い返してください。ほっぺたが赤く元気な人が急に病気で寝込んだりしませんか？　私も十七年くらい前に、元気に仕事をしていた四十代前半の友人を急に失いました。いつもほっぺたが赤い人でした。

そして、私の爪が糸のように見えたり、手のつけ根から紙のような物が出てきたり、一瞬一瞬動く現象を、そのようなことはあり得ないと断言できないのではないでしょうか？「X線やα《アルファ》線も、目では見えなくてもたしかにあるのだから、あなたの言っていることも違うとは言えない」と言ってくれた友人がいます。

私の話を聞いてくださったお友達へのお礼

今まで書いたように、私は身体にさまざまな変化（内面にはとっくに起きていたことですが、それに私自身が気づかなかったのです）が起きはじめてから、いろいろな人たちに会いました。気功を中心に医療をされている先生、「東洋医学はさっぱりわからないよ」と言われた小児科の若い先生。この先生に私は生意気にも（まあ六十歳を過ぎたお婆さんだから、思い残すよりは何を言ってもいいかと思いながら）「そんなことをおっしゃらずに気功とか代替治療とかに目を向けてみてくださいよ」と思わず申し上げてしまいました。

「遺伝子は糸のようなものだと言うのだから、あなたの言っていることは本当だと思う」と言ってくださった若い主婦の高橋さん。この方とは時々ファックスでやり取りをしていて、いろいろな質問をくださいます。それなりにお返事を差し上げて、また質問をくださいます。今大阪にお住まいです。身体のあちこちが痛くても、私の答えを聞いてくださり、「広がる痛さだから大丈夫なのね」などとわかってくださいます。

仏教の教典と私の感じている現象は共通点があると言ってくださった僧侶の資格を持つ友人。

何人もの人を私の施術に紹介してくださった会社経営者の奥さん、美容室の先生、いろいろ聞いてくださるお茶屋さんをしている昔からのお友達の高柳さん。そして、私のところへ来てくださった、私を信用して施術をさせてくださった方たち。

「身体を触る仕事って、その人というより身体を覚えているのだ」と言われた鍼の先生にも、「木を見ると、表に見えない根の様子が見えてくるものだ」と言われた近くの造園業者の方にも、月に一度の体話会のメンバーの方々にも。

こんなことを書いているとテレビで、のどに痰がつまり、いつも吸引していないといられないという女の子の報道がありました。私はこの「いつも吸引していないと」ということに疑問を持ちます。このお嬢さんののどの痰は、つまって押し出されている痰で、その縮める癖のある身体に吸引という方法で治療をすれば、身体はますます縮むということになるのではないかと考えます。いわば、ふとんの圧縮機で中の空気を抜き取って、ふとんを圧縮しているようなものだと思います。身体は悲鳴を上げています。

また、学校のクーラーを増やすという報道も、クーラーのような電気でますます空気を一定方向に圧縮するようなことをすると、人の身体もますます圧縮されます。身体をゆるめれば、暑さの感じ方は変わってきます。万が一何かにぶつかってもやわらかいものにぶつかります。上から落ちてくるものも、やわらかい身体にはぶつかりにくくなります。ですから、病気で亡くなる人も、事故で亡くなる人も、人に暴力をふるってしまう人も、暴力を受けやすい人も身体が硬いのではないでしょうか？　息を吐いて炭酸ガスを身体から出し合い、お互いの緊張をゆるめ合いましょう。炭酸泉も、身体に良いとされています。ということは、炭酸のソーダなども良いということになるのではないでしょうか？　身体が緊張していると、刃物などの鋭いもののほうに引き寄せられる目になってしまいます。その人の身体がさせてしまうのです。

身体の状態がゆるやかだった頃、人はあまり考えというものにこだわっていなかったのだと思います。身体のあとに考えが出てきた→緊張が考えをますます発展させている→進化は身体の無理をつくっているのです。ですから、身体をゆるめる代替治療と言われるものがぜひとも必要なのです。

第四章　仏像と私たちの身体は関係している

分明の進化と身体のゆがみ

仏教の難しい内容は私にはわかりませんが、お釈迦様の姿勢そのものが身体をゆるめ、楽にする姿なのだと教えているように思えてなりません。私たちがお釈迦様の姿をまねてみようとすると、たぶんあちこちが痛くなります。

しかし、今の私たちのような身体になるずっと前は、人の身体にはゆるみがあって、お釈迦様のような姿が自然の姿だったのではないでしょうか？　私たちの身体のあちこちが痛くなるというのは、身体に無理な圧力――文明の進化――がかかり、ゆがんだからではないでしょうか？　生物は重力（圧力と同じだと私は解釈します）が進化させたとおっしゃる方もおられます。

お経の中に「不増不減《ふぞうふげん》」という言葉があります。これは、「固まって固体状になったものと、気化して広がったものは違うものではない、同じである。ただ、状態が違ったものであるのだ」と言っていると思えてなりません。身体の硬い人をゆるめていくと、必ず液化したもの（鼻水、鼻血、汗、お小水、くしゃみなど）が出てきます。身体は少しずつやわらかくなります。固体

↓液体↓気体と状態は変わっても、本質は同じであるということではないでしょうか。

私はお釈迦様は大気に返った、気化なさったのだと思うのです。ですから仏像は、見た目は固体に見えるけれど、大きな茫洋とした宇宙だと思います。亡くなるということも、硬く、分解できなくなった場合と、気体に返った場合の違いがあるのではないでしょうか？　もっと飛躍して観察しますと、骨が残っているということは、気化できなかった部分が残っているということではないでしょうか。病気で亡くなった場合の骨は非常に硬いのではないでしょうか？人の思いも同じではないでしょうか？　ですから、この見えない空気そのものに返れば楽なんだよと、お釈迦様はおっしゃっているのではないでしょうか。

お釈迦様に見るゆるみ

キリストは人のために十字架にかかり、人のために亡くなったとされていますが、自分を苦しめて人を楽にするということに私は疑問を持ちます。人のためにと一生懸命した方は身体を固めているのです。身体が細すぎ、鼻が高すぎ、ヒゲが多いという人は、身体に無理をしています。これは、私が人を触って感じてきたことです。無理をしないゆったりした身体になれば、そうしたことは起こることもないし、悪いこともしないし、苦もないし、してはいけないのではなく、しなくなるのだよ、と仏様は言われているように思えてなりません。仏像をよく見ますと、手を握りしめてはいません。脇の下をしぼってはいません。そして、乳頭らしいものがありません。盛り上がっているもの（いぼ、豆など）はあちこちの力の集まり（緊張）と考えてみてください。手は集まる力をほぐす、ふだん私たちが仕事などをする時と反対のほう（ビンのふたを開けるほう）に回していらっしゃいます。仏像の体内は宇宙のように広がっているのではないでしょうか？

お釈迦様の耳はなぜ大きいのでしょう。手の指にひだのようなもの（水かき）があるのはなぜでしょう。私はどちらも、一方通行していた力がゆるんだからだと思います。白毫《びゃくごう》という眉と眉の間のほくろのようなものは、身体の中にたまり込んでいたものが徐々に身体の中から外に放出（寛放《かんぽう》）され、最後に眉の間から宇宙に光となって出るためのものではないでしょうか？　これは、いわゆるいぼとは全く反対のものと考えます。「寛放」という言葉は、先述したO先生が教えてくださいました。

そして、お経の中にある言葉の「不」とか「悪」の字も、今私たちが使っている意味とは少し違うのではないでしょうか？　また同じことを言います。「してはいけないのではなく、緊張状態（飽和状態）が悪とか不の状態をつくってしまうのだよ。これは宇宙の原理なのだよ。だから今、私たちが悪人とする人たちも、それは極度の緊張から生まれたのだよ。その人が悪いとか良いとかということとは違うのだよ」と、如来とか菩薩といわれる像は言っておられるのではないでしょうか？　京都にある三十三間堂の観音様などは、一体一体がゆっくりと寛いでおられるから、私たちが見て安心できる気持ちが湧くのでしょう。

また、お経に「普及於一切《ふぎゅうおいっさい》（あまねくいっさいにおよぼし）」という言葉があります。私たちが進化しながら身体の特徴を鮮明にすればするほど、もともとのゆるみ、隅々までゆるみのあった身体がしぼられて、身動きのできにくい身体になっているので、もっとゆったりしなさいということだと思えます。人より速くなくても良いのです。みんなでゆっくり……。

ある時、ある会社の会長さんがテレビでお話をしておられました。会社の経営が思わしくない時期があり、人事などの問題がいろいろ発覚して大変だった時に、お寺のお坊さんに相談したら、そのお坊さんが、「今まで見えていなかったものが表面に見えてきたのだから、大丈夫です」とおっしゃったそうです。私は人の身体も同じだと感じました。実際に身体の硬い人が、ほぐしやわらかくしているうちに、身体の中から固まりのようなものが表面に出てくることがあるのです。身体全体はやわらかくなっていますから、良くなっています。けがをして青く打ち身の症状が出てくるのも、中の状態が見えてきたのだと観察します。現に私の身体によくそのようなことが起こります。骨が折れたというのも、中で骨がゆるんで、レントゲンの前面から見ると折れているように見えますが、横から見ると蛇行してつながっていることもあると観察するのです。壊疽《えそ》などは反対に、圧縮が圧縮を呼んで分裂してしまったのではないかと思います。

私がしている体験に、いろいろな周りの人の反応があり、信じていただけないことが多くあります。そんな時、身体の中で見えてくる仏像のような形から、もしかしてお釈迦様がわかってくださっているのかな？　と感じることがあります。

第五章　皆さんの声

私の整体を受けた方々のお話

［五十代の男性］

いらいらしやすいとのこと。施術（整体をしてさしあげることを施術と言います）の度におしっこ小水がたくさん出ます。本人は家でも用を足してきたのに何でだろうと不思議そうです。脱水状態になって身体の奥にたまっていた物質が、水分を取り戻した状態となって出てきたのです。この時、臭いも出て、泡も出たりします。この泡は、ねじを巻かれていた固まったものが、反対に広がりながら出てくるものと思われます。泡と一口に言っても圧縮される泡と、広がる泡があるのです。身体は本当に少しずつゆるみ、今までの仕事のストレスもゆるみます。その人は目が悪く、コンタクトレンズをお使いでした。人が良いと思って発明したものを使って、身体はますます悲鳴を上げているようです。そうして人はますます、〝なさねばならぬ症候群〟〝あらねばならぬ症候群〟というような考え方になってきます。

［五十代の女性］

ご両親を心臓病で亡くされたという方で、顔も身体も細い五十代の女性。はじめは平らなところで身体をゆっくり伸ばして寝ようとすると、骨が床に当たって痛く、ゆっくり寝ていることができない状態でした。心臓の部分も硬く（硬い時はその部分は感じていませんので痛くないことが多いのです）、一度で良くなるとは私としても言えませんでした。月に一度でもいいから、美容院で髪をきれいにしてもらうような気軽な気持ちで来てくださいと言いました。二年くらい来てくださっています。平らなところで寝られるようになって、爪の形が変わってきました。特に足の親指などは、横から見ると三角に盛り上がっていて、中央部分が白く不透明に見えていましたが、だんだん指や爪が平らになってきて、顔つきもあごのところがふっくらとしてきましたし、足の裏もやわらかくなってきました。以前より明るくなってきたと、周りの人も感じています。最近いらっしゃった時には、手のひらの中央にいぼのようなものができていました。本当に信じられないのですが、これは前から手の中にあって、身体をゆるませてきたので中の様子が見えてきたということです。この方のように、ゆっくり気長に来てくださる方が一番ありがたく思います。

［六十代の女性　その一］

「頭がぼうっとして歩くとふらふらし、自分の身体が自分の身体と思えない。お医者様に行ってもどこも悪くないと言われた」とおっしゃいます。私が足の裏を触りますと、小さないぼがたくさんありました。早島正雄さんが書いた本に、「医学的にはイボとガンは同種のものである」とありましたので、夢中でそのいぼをゆるめていましたら、信じられないことに足と頭と手が一緒に動いて見え、手が頭に、足も頭に見えました。ですから、足のいぼは、頭にもいぼがある（表面に見えなくても）ということのように思いました。ともかくあちこちゆるめて半年くらいすると、小さないぼはなくなりました。身体の硬さは少しゆるみました。これからも、もっともっとゆるませてあげないと、身体の内はまだまだ硬いということです。ただ命は助かっているのです。このような方はたくさんいらっしゃいます。性格的にまじめできちょう面、考え方にゆるみがなく、人を許せない、または反対に人のために尽くしすぎるなどの特徴があるように感じます。

［六十代の女性　その二］

最初にその方に会ったのは二年くらい前です。手が上に上がらず、頭がもうろうとしてふらふらする。お医者様に言っても「別にどこも悪くない。気のせいです」と言われたそうです。例によってあちこちゆるめていたら、私には糸が少しずつ広がって見えたので、「身体が広がろうとしているのだから良くなりますよ」と伝えました。その人は半信半疑でしたが、手が少しずつ上がるようになり、一晩に二回も目が覚め、寝巻きを着替えなければいられないほどに出ていた寝汗（飛び出す汗）が出なくなり、姿勢が良くなってきました。本当に喜んでくださいました。この方はこのあと、またいろいろなことが起こりました。ぜんまいを巻きすぎていた身体は、一部分がゆるむとそれにつれてその奥がゆるもうとします。すると、奥の痛さを感じてきます。奥に押し込まれていた炎症が感じを取り戻してくるのです。今起きた炎症ではなく、以前起きて中へ押し込まれていた炎症、たとえば口内炎などが口の中に出てきたりします。「以前の現象が表に出てきたのだ」と伝えますと、半信半疑で聞いてくださいました。しばらくしますと、以前はできなかった股関節を開く動作ができるようになったりして、良くなったということにその時に気づかれます。言ってみると、今までの人生が〝やたら元気すぎ症候群〟

だったのです。今、ほとんどの人がこの状態です。これが暴力、いじめ、うつ病、自殺の現象までをも引き起こす一因になっているようにも感じます。言うなれば、ぴょんぴょん元気です。この方は若い時に体操の先生をしていて、はつらつ元気で生徒さんの憧れの先生だったとのことです。

［二十代の女性とその子ども（三歳の男の子）］

一度施術させていただいた美容院の先生の紹介で、その方のお母さんと、自身のお子さんの三人で見えました。開口一番「私は息が吐けないのです」と言いました。身体の状態が硬く、無意識に息を吸い込みすぎている身体になっているのです。何はともあれ身体をゆるめるように三時間くらい施術してさしあげました。本人が言った言葉が忘れられません。「こんなに息が吐けていいのかしら」「歯の間に隙間ができた感じがします」。小さい時から静かでもの覚えの良いお嬢さんだったそうです。ぶ厚い本の一冊くらいはすぐ読んでしまったそうです。「もっと小さい時から、和泉さんの言うゆるめることをしておいたら良かった」と、お母さんが言いました。一度くらいですべてが良くなるわけはありません。気長にということで、時々いらっしゃいます。この方の三歳の男の子は、いつも右手の人差し指を前にさす癖がありました。「おばさんと一緒に手を上に上げよう」と言ってゆるませ体操をしていたら、鼻くそがいっぱい出てきました。男の子のお母さんは前からそれを気にしていて、スポイトで吸い取ろうとしても取れなかったので、「和泉さんが言う『ゆるんで取れた』という意味がよくわかった」と言いました。手で何かを指さす時、＋《プラス》の波動が先へ先へと生まれています。こういう例は他にもあり、やはり美容院の先生の紹介で若いお嬢さんが見えました。足を触りましたらまるで氷のようでした。気長に一年くらい来られ、少しずつ体が温かくなってきました。

［うつ病と言われた三十代の女性］

そこら中が硬く、頭もかちかちという感じの方でした。やはり時間をかけて施術していましたら、鼻水が出、くしゃみが出、お小水もたくさん出て、ティッシュペーパーが離せないくらい痰も出はじめました。前から行っていたという精神科のお医者様に「ずいぶん良くなってきた」と言われたとのことです。その時私は、花粉症の症状と同じではないか？　花粉が悪いというのは違うのではないかという疑問を持ったのです。そして、この方の小さい時の話――お父さんはものすごい暴君で、いつもお母さんを追いかけまわし、暴力をふるい、あげくに庭の隅に穴を掘り、お母さんを埋めたりした――を聞くうちに、なんとなく疑問が解けてきました。そのお父さんも、身体を硬くする動きの要素をたくさん持っていて、本人の意志とは関係なく前へ前へと一定の方向へ身体が動き、手も暴力をふるうほうへと力が動いてしまっていたのでしょう。身体がそうさせていたのであって、本人が悪いわけではありません。そして、お母さんも、その暴力の圧力をまともに受けてしまうほど身体が硬かったのでしょう。硬い身体は固い思考を呼びます。何でもないことでも感じ方が強くなるのです。つまり、二人とも同じ方向へ動いていて、その人たちの子どもである娘さんも、生まれつき（これは私たちみんなに言えることで、この方だけの問題ではありません）硬いのです。その硬さがゆるんできて、花粉症と同じ症状を起こしてきたのではないかと。すると、花粉は私たちの体をゆるめてくれているのかもしれません。人工的に鼻水を止めようとするのは違っているのかもしれません。てんかんの人が泡を吹くのを止めるのも、かえって身体には危険なのかもしれません。身体は転んで自分の身体をゆるめようとしているのではないでしょうか？　泡一つとっても、気をつけて見てみるとおもしろいものですね。バレリーナの人たちにけがはつきものなのだそうです。けがをすることによって、ストレスをゆるめているのかもしれません。けがをして亡くなるというのは、ケガをしても身体のストレスのほうが強くて、ゆるみが出せなかったのではないでしょうか？

［自閉症の男の子］

私は九歳の自閉症の男の子に、ボランティアで整体を二年くらいしてあげています。私の今までの観察として、具合の悪い人は概ね体が硬い、脇の下が硬い、視野が狭い、股関節が硬い、歩く時にいつも一定のところにしか足が行かない、などの特徴がありました。その硬さをほぐしてあげたいと思ったのです。ゆっくりと温めゆるめていきます。最初にその男の子が私を見た時、いきなり私をつねりました。ゆるめようとしてあげても、触らせないほどの強い力ではねのけようとします。ゆっくりすわってなどいません。私はヨガでいうビンのふたを開ける方向に腕をつかんで、こちらに引きよせる力を相手をゆるませる力に変えて、息を吐きながら、左手で男の子の脇の下などをゆるめる方向に回しました。推察通り、体のぜんまいを強くして身体中が硬いのです。気長に気長に続けていましたら、のどから痰が出、くしゃみが出、首や胸の中につまっていた老廃物が出てきます。ゆるみが多い人に比べて出方はゆっくりです。頭のほうも少しずつ温かくなってきました。歩き方が変わってきます。関節がゆるみはじめました。つねり方が少しゆるくなってきました。時々笑います。この笑うというのも、いつも同じ筋肉を使って笑うのは無理な笑いです。あごなどがゆるみを持って笑うのが大切です。この子の場合も、ゆるみを持って笑いはじめたのです。声をほとんど出さなかったのですが、少し出はじめました。言葉になるというより奇声という感じですが。そして、つねることはしなくなりました。

お母さんが「この子は台所の生ネギをかじってしまうのです」と言いました。長ネギ、玉ネギに含まれる揮発性の物質（他にトウガラシ、ショウガ、ハーブ類など）は、鼻でふわっと広げる力を持っていると思いますので、無意識にそういうものを身体が求めているということなのでしょう。最近、お母さんが、「そういえば、この頃押入れに入り込まなくなりました」とおっしゃいました。私が施術をしている時、そばにいるお母さんも眠くなるそうです。

［高校生の男の子　その一］

私があるところで例により身体の話をしていました。車の運転でスピードが出るのは、かかとの部分やアキレス腱が硬くてゆるみがないので、前のほうへばかり力が行ってしまうからだというようなことです。すると、隣にいた高校生くらいの男の子が話しかけてきました。「おばさんの言うことはよくわかる。おれはこの頃車の運転をしていると、スピードを出そうとしないのに出てしまい、怖いから車の運転はしないことにした……。身体をゆるめるという整体をやってみてくれないかなあ」。そこで、二、三時間かけて少しずつゆるめてあげました。あくる日、鼻血がたくさん出たそうです。鼻の中にうっ血してたまっていた血が出てきたのです。この子はよく人をなぐったりもしてしまうようでした。手が一定方向に行ってしまう癖です。事件を起こしやすい人は身体のゆるみをつくるのが一番大切、つくらないと癖は治らないと、どうしても私は感じます。本人が自覚して、代替治療に目を向けてほしいと願ってやみません。凶悪犯罪を犯すような人の頭には相当な圧迫があり、「頭の中で何かがささやいている」

状態になっているのです。教え子を殺してしまったという塾の先生も、よく人をつねって問題になっていたという報道もありました。このような圧迫や緊張から事件や犯罪を起こしてしまうとしたら、犯罪者本人もある意味では被害者といえるかもしれません。『ユーザーイリュージョン─意識という幻想』に、「人の行動は意識が制御しているというのは錯覚である」と書いてあります。その行動に対する意味付けは〇・五秒遅れてやってくるのだそうです。自閉症といわれる人が陶芸をしているのを映したテレビ番組で、いつもひねった角《つの》状のものをいくつも付けた作品を作っているのを見ましたが、つねるという行動は共通しています。

〔高校生の男の子　その二〕

自分で「僕は身体が硬いんだ」と言っていました。学校ではバレーボールをしているそうです。「おばさんと二人で手を上に上げてゆっくり伸ばして、手を横にゆするようにしてみよう」と二人でしていました。あくる日、歯につめてあった（歯の治療で虫歯の穴に）ものが取れてしまったそうです。私は、かえって良かったと感じました。しばらくして友達数人を乗せて車を運転していたら、ガードレールにぶつかりそうになったそうです。車体をガードレールにこすっただけで、けがはありましたが命は助かりました。本人たちはとても怖かった（スピードが出すぎた状態ですから）そうです。事故に遭ったのは大変なことだと思いますが、身体のゆるみが大事故になるのを防いだ、だから助かったのだと、そういう観察をしてほしいと思います。身体のゆるみはショックをやわらげます。同じような事故（車に限らず）に遭っても、受けるショックの度合は人によって違います。事故で車から放り出されて他の車にぶつかるという場合、その人の身体が硬いと、車から放り出されたらはずみがつきすぎて、また別のものにぶつかります。ぶつかっても、ゆるみの変化を起こしにくいほど硬いと、ゆるむ波動が出ずに、結果、命を脅かすようなことになるのではないかと思います。

［七十代の知り合いの男性］

本人は元気だと思っているのですが、私はその方の歩き方が気になっていました。身体を引きずるようにして、前にのめり込むように歩いていました。ある時、その方の頬にあるしみの盛り上がったように見える（ある程度の年齢の人に多く見られるもの）ところから、血がぽたぽたと出てきました。私は今までの体験から、それは飛び出す状態の血だと思い、大変な状態だとその方に言いました。あんまり私が言いましたので、その方は「ではどうしたら良いのか」と質問をされました。ともかく身体をゆるめる動きを勧め、女優の森光子さんもされているというスクワットを熱心にしてもらいました。もちろん、他の動きもです。時々、私も整体（特に足、股関節）をしてさしあげました。あとで知ったのですが、お医者様に「脳梗塞がある」

と言われていたそうです。また、ひざによく水がたまっては抜いていたそうです。私はこの水は四七ページの「ふとんの原理」と同様に思います。そして、その方は、痛み（散らばる痛さで、大丈夫な痛さ。広がる時に感じる痛さ）があちこちに起こりながら、水がたまらなくなり、頬から血が出なくなりました。歩き方も違ってきました。年のわりに元気だと、周りの方も感じています。このような変化は意外に本人は気づいていないことが多いのです。

体話会のメンバーの方たちのお話

私はこれまでにお話ししたような考え方に基づいた「体話会」というものを、平成十五年九月から開いています。月一回会員の方が集まって、ヨガや気功などを取り入れた独自のリラックス運動をしたり、身体のことについて話し合ったりするのです。一番はじめに体話会に入会してくださったのは青木さんです。会の名前もこの方が名付け親です。私の前著『もっと身体と話をしよう』の中の「ありがとう体操」をとても喜んでくださいました。ご主人を亡くされたばかりだったとかで、もう少し早く知っていたらとおっしゃいました。今は引っ越していかれましたが。ここからは、その体話会のメンバーの方たちのお話を紹介いたします。

［高橋民子さん］

私は何年か前に乳ガンを手術しました。その後は、歩く時に人によりかからないと歩けなくなり、身体中が重い感じがして、頭の奥のほうがいつもうろうとしている状態でした。そんな時、友人の紹介で和泉さんを知りました。和泉さんはいつも「身体をゆるめる」ということを言っておられます。一年くらい、和泉さんに身体をやわらげる整体をしていただき、歩き方がずいぶん良くなりました。ある時、お医者様へ行ったら、検査とのことで右の手首に造影剤を注射したら急に腕の力が入らなくなって、手全体がぷらぷらになってしまいました。お医者様はその検査のせいではないとおっしゃいますが、新聞に同じような人の例が出ていて、その人の場合は病院と話し合いがついて何千万円とかの慰謝料が出たそうです。お金の問題ではないけれど、何か変ですね。それにしても、手が動かないということは大変です。幸い、主人がやさしくて家事をいろいろしてくれますので、なんとか日常生活をふつうの人の何倍かの時間をかけて過ごしています。和泉さんは、「それは手だけの問題でない」と盛んに言って、頭の先から足、腰、全部をゆるめろと言います。それにはヨガや気功、鍼などの代替治療といわれるものが良いとのことで、近くの学習センターというところで皆で集まって、自分の力で身体をやわらげて、病気にならないで暮らしていける会をつくられました。会といっても気楽に集まれるものです。私の近くのお友達も参加しています。このお友達は、私の歩き方が以前より大変良くなったのを見ていましたので、代替治療といわれるものの確かさを非常に感じたようです。彼女は車で、私やもう一人の友人を学習センターへいつも乗せていってくださいます。会場は畳十帖くらいの部屋が二つつながっていて、身体をゆっくり寝かせて、身体はこんなにも無理をしていたのかしらと思いながら、みんなで寝っ転がって身体を伸ばしています。身体を伸ばすことはこんなに気持ちのいいことなのですね。身体のあちこちで変化が起きる度に、和泉さんは一つ一つ説明してくださいます。そういうことがわかってくると、同じ痛さも安心に変わります。お医者様まかせではなく、自分で自分の身体を治せるものなのですね。お医者様自身ももっとゆっくりして、医療を見直してください。お願いします。

＊著者の声——身体に無理を入れ込んでまでしなければならない検査とは？　焦点をしぼれば悪いほうに見えるのは当然？

［高岡都代子さん］

私は高橋民子さんの近くに住んでいますので、民子さんの歩き方が前に比べて良くなっているのがよくわかりました。そして、民子さんから和泉さんの話を聞き、体話会に入りました。今は月一回の開催ですが、自分の身体を見直す良い機会とさせていただいています。たとえば和泉さんは、「同じように歩いている人でも、身体に手を巻きつけるように振って歩いている人は胴体のほうもねじっていることになり良くない」と言われます。言われてから身近な人を見ていると、そのような癖のある人はたくさんいます。気づかないうちに内臓も悪くしているのですね。一人でも多くの人にそういうことを理解してほしいと思えてきたこの頃です。和泉さんがいつもおっしゃっている、赤ちゃんの時から身体をやわらかくすることは、本当に大切だと思えてきました。和泉さんの爪の先から糸状のものが出たのは私たちも見ました。男の人も参加してほしいと思います。

［和田君恵さん］

私は高岡都代子さんに誘っていただいて体話会に入りました。ゆっくり身体を伸ばす動作を気功やヨガなどを取り入れてみんなでしています。和泉さんが私の身体が硬いとよく言います。自分ではそうは思っていなかったのですが、先日、近くの岩盤浴に行きましたら、汗ともに身体の中の老廃物がたくさん出て、自分でもびっくりしました。東洋医学の見方に、本当になるほどと実感をしました。もっともっとお互いにこういうことを話し合えるといいなとつくづく思います。気づいていない人がほとんどかもしれません。高岡さんに誘ってもらって良かったと思います。時には高岡さんが社交ダンスも教えてくれます。気長に参加させてもらおうと思っています。

終章　まとめ

言葉はいろいろあり、病名もいろいろありますが、何だか原因は一つと思えてきませんか？　ウイルスは閉じ込められた一つの結果？　ビックリ箱の中から「開けて！　ゆるめて！」と叫んでいるのかもしれませんよ。今、若い人にあごひげが濃い人が多いですが、あごが細いのは、あごの骨が硬くなり、歯も変形しているからだと思うのです。ひげは出てくるのが当たり前ではなくて、押し出されているのです。六年くらい前の新聞で、リンカーン大統領が患っていた遺伝性の難病の特徴を例に挙げ、彼と同じようにあごが細いのはこの病気の可能性があるという記事が出ていました。同じように胸毛とかも、身体の硬さを表しているのだと思います。行動としていつも動かずにいられなくなる、または寝たきりということになります。これらのことは一度になるのではなく、じわじわと体内で起こっています。西原克成氏は『生物は重力が進化させた―実験で検証された新しい進化の法則』で、歯並びの悪さが遺伝子の突然変異によるはずがないと言っています。ですから、強い軽いに限らない一定方向へ圧力がたまり続けないように、代替治療がぜひ必要です。

この一定方向への限りない圧力は、職業的にも気づかずしていることに気づいてください。

注射などで圧力を加える動作は、している本人も身体に圧力を加えています。限りない圧力はお互いに限りない圧力を与え合います。ウイルスもまた、限りなく縮みます。今、限りないゆるめ合い、温め合いが大切です。スポーツもまた。そして、ゆるむ動作は、そのゆるむ過程において、奥にひそんでいた痛さ、かゆさが表面に現れて、うっ血していた血や水分がゆるみ出ます。体表を手でつまむとつまめ、髪の毛が立ってきたりします。気持ちがゆっくりしてきます。私の身体で言いますと、脇の下の毛が（うそのようですが）まとめて取れました。私自身は年中身体がくるくると回っているのを感じます。歯茎から血が出ます。髪の毛がわあわあ広がります。しみやそばかすが少しずつはがれます。手や足から白い粉のようなものが出ます。体内の石灰が出てくると思われます。下痢は全く起こしません。気づくと、ビンのふたを開ける動作をしています。首の骨が回ります。皆さんも、身体の奥がゆるみ広がってきて、かゆくなったり、痛くなったりしてくると思います。よく思い出してみてください。そこは以前に炎症（にきびもです）を起こして、薬をいっぱい飲んだり、注射をしたりしませんでしたか？圧力の上に圧力をかけられて、身体は硬く縮んでいたのではありませんか？　以前の感覚をとんでもないところ、たとえば恥骨《ちこつ》の奥とか、頭の奥とか、内臓の奥と思われるところ、心臓と思われるところ、口角などにも、感じてきます。身体にゆるみがなくなると、悪いものとされているもの、刃物とか、麻薬とか、鋭いものにしか目が行かなくなると思います。犯罪を犯したり、自滅する方向へ限りなくスピードを速めるということになるでしょう。また、血圧が高いのも、圧力が高かったら血圧の数値は下がってしまうはず？　血圧が高い時の状態は、たしかに身体としては無理をしている状態ですが、血圧値は身体が身体をゆるみ広げようとしている数値だと私は観察します。血圧を測る時、手首にしめているベルトが広がろうとする力を測定しているのではないでしょうか？

爪はどんどん切って、爪の先へ先へとかかっていた圧力を解放してあげましょう。切られた爪は大気の中で広がりますね。特に爪の角の巻き爪のようになっているところ。毒とは言わば、隙（細い入り口）あらば進入する力の強いもの。ゆるみ返す、解放される力があれば入りようがありません。毒にとって広がる力は苦手です。

目をつぶっていると、目の中に火の粉のようなものが見えたりします。巻き込まれた脂肪の固まり（ウイルスもともに）が、ゆるみ広がってくる状態だと思います。すると、物にぶつかって目から火の粉が出てくるのも、そういう現象ではないでしょうか？

今、医療は限りなく身体の中へ緊張を押し込んで、一定方向への波動を起こしているのかもしれません。医療に限らず、みんなでとんでもないほうへ無我夢中で飛び出しているのではないでしょうか？　たとえば月に向かう時、後ろの人とは交信が取れなくなるのだそうです。首が回らない状態です。丸くなって芝生にすわって、ゆっくりみんなでお花見を、などはできなくなるということです。やはり、ゆっくりは大切だと思いませんか？　身体がゆるみを持ってくると、手の感覚もゆるみ、バラのとげなど、手袋をしないでも、それほど痛くなくなります。食器を洗う時など、握りしめすぎる力、握りしめる力は少なくなってきますので、ふいに取り落としたりもしますが、握りしめすぎる力、ものを入れ込みすぎる力がゆるんだのですから、良い変化ですね。両手でゆっくりするような心掛けをしましょう。「年を取ったからね」などと言わないで、「身体よ身体、ありがとう」と言って、ビンのふた開け〝ぐるぐる回し〟をしてあげてください。

気功やヨガの本がたくさん出ています。難しく考えないで、やりやすい動きを取り入れましょう。経絡の本など、昔の人の知恵、残してくださりありがとうと思えてきますよ。身体は限りなくおもしろいものです。ヨガでは息を糸のように吐くと言います。私の前著の中の「ありがとう体操」「富士山体操」も結構人気があります。「立ち方」も書きました。ぜひ読んでください。

参考文献

新井登美子『いくつもの死を見つめて―付添婦の現場から』朝日新聞社
安保 徹『免疫革命』講談社インターナショナル
同著『ガンは自分で治せる―ガンで死ぬ人、ガンが治る人の違いを医学部教授が解明！』マキノ出版
石原結實『「体を温める」と病気は必ず治る―クスリをいっさい使わない最善の内臓強化法』三笠書房
江本 勝『結晶物語』サンマーク出版
岡田正彦『治療は大成功、でも患者さんは早死にした―長生きするための医学とは』講談社
岡野大祐『カミナリはここに落ちる―雷から身を守る新しい常識』オーム社
小口茂樹『美しく年をとるための骨のはなし36―骨粗鬆症はダメな骨か⁉』テンタクル
帯津良一『がんになったとき真っ先に読む本』草思社
おもしろ世紀末総研編『最先端科学の恐い話 世紀末篇』青春出版社
『体の中でもガスは働きもの』平成十六年十二月十八日付朝日新聞

クォーク編集部『「気」を科学する　PSYCHOPOWER』講談社
黒木登志夫『新版　がん細胞の誕生―人は何故がんになるのか』朝日新聞社
『来い！　重力波』平成十六年八月七日付朝日新聞
小城勝相『生命にとって酸素とは何か―生命を支える中心物質の働きを探る』講談社
小松美彦『死は共鳴する―脳死・臓器移植の深みへ』勁草書房
近藤　賢『カルシウムは体にわるい―「健康神話」の危険な盲点』光文社
佐木隆三『人はいつから「殺人者」になるのか』青春出版社
桜井邦朋『宇宙のゆらぎが生命を創った―現代物理学が「人間存在」の本質に迫る』
ＰＨＰ研究所
柴崎　律『知恵おくれと自閉』社会評論社
杉　晴夫『筋肉はふしぎ』講談社
『つける判断本人に問えず』平成十六年五月三十日付朝日新聞
寺本　英『無限・カオス・ゆらぎ―物理と数学のはざまから』培風館
トール・ノーレットランダーシュ、柴田裕之訳『ユーザーイリュージョン―意識という幻想』
紀伊國屋書店
中嶋貞雄『超伝導』岩波書店

中田　力『脳のなかの水分子―意識が創られるとき』紀伊國屋書店
成瀬悟策『催眠の科学―誤解と偏見を解く』講談社
西　法正『「足・腰・肩」痛みの科学―あなたの治療法は間違っている！』広済堂出版
西原克成『生物は重力が進化させた―実験で検証された新しい進化の法則』講談社
丹羽靭負『クスリで病気は治らない―化学薬品の致命的欠陥を訴え、真の健康のあり方を説く』
　みき書房
同著『本音で語る医療と健康―活性酸素の弊害とＳＯＤの必要性』牧羊社
早島正雄『「気」の導引術―運のしこりを解き、体のスタミナをつける本！』徳間書店
春山茂雄『脳内革命②』サンマーク出版
ピーター・リトル、美宅成樹訳『遺伝子と運命』講談社
ひろ　さちや『「デタラメ思考」で幸せになる！』ヴィレッジブックス
広瀬立成『空海とアインシュタイン』ＰＨＰ研究所
同著『超ひも理論（図解雑学）』ナツメ社
藤田拓男『カルシウムの驚異―生命の源・カルシウムの科学』講談社
松下真一『般若心経とブラックホール―技術と人間性は調和できるか』光文社
『マルファン症候群原因遺伝子　発見』平成十六年七月五日付朝日新聞

美宅成樹『分子のひもの謎を解く—生体をつくる力』裳華房
柳田充弘『細胞から生命が見える』岩波書店
雪永政枝他『きのこ雲—日赤従軍看護婦の手記—』オール出版
ルーシー&スティーヴン・ホーキング、さくまゆみこ訳『宇宙への秘密の鍵』岩崎書店

あとがき

私は私自身の身体が私に教えてくれている、ゆるみ、ほどきのメカニズムを一人でも多くの方にご報告したい一心で、文芸社の方々にかなりなご無理をお願いしてこの本を出版しました。感謝致します。

若い頃、人は窒息で死ぬという説を聞いたことがあります。その時私は不思議でした。今は、なるほどと思います。そのような見方をされた方は以前からいらっしゃったのです。先人のお話は聞いてみるものですね。

私がいろいろな体験をしているこの十三年間、身体をゆるめる話をすると、「あなたはのんきだから」とか、「時間があるからそんなことを言っていられたのだ」と言われる方がいます。でも、それは少し違います。鍼やヨガや気功で私の身体が気持ちがのんびりできたのかもしれないではないですか。お互いに身体にゆとりがあれば、戦争などは起こりにくくなると私は信じます。ナポレオンの言葉に、「人民を動かす梃子《てこ》は恐怖と利益である（＝人の行動を駆り立てるのは恐怖心と慾である）」というのがあります。身体がのびのびしていないと、恐怖心は湧いてくるのです。彼は相当の猫背です。ひげも人に剃らせなかったとか……。

お金ができる前から人は生きていました。人は食べなくても生きていけるという説もあります。そうすると、私には発展途上国といわれる国の方々が食べ物がないから死んでいくのも、少し違って見えてきます。死んでいく子どもたちは皆あごが小さく、関節が硬そうで、生きているのにハエがたかっています。もしかしたら、ハエは縮まる波動に集まってくるのではないか？　とも思えてきます。私は出かけていって整体をしてあげたくなります。気功を教えてあげたくなります。本当に簡単なことから、たとえば温かいお茶の入った湯呑を両手でゆっくり持つ――これは茶碗功といいます――と、手のひらがじんわり温かくなり、目をつぶっていると、身体の他のどこかも温かくなりませんか？　寝湯というのがあります。浅く平らな湯船で身体を横にすると、耳から鳥の声、せせらぎ、春の声が聞こえてきませんか？　そして、身体の奥の声が聞こえはじめます。そんなのんきなことを言って、敵が攻めてきたら大変だ？　いやいや、身体はやわらかければ、敵はもっと硬いほうへ行ってしまいます。みんながやわらかくなれば、敵も味方もありません。時には身体へのごほうびと思って、代替治療（私の場合は整体ですが）を受けましょう。横になって身体をリラックスさせながら説明をしてもらうと、もっと納得できますよ。手で触って感じる気持ちの良さは、やはり実際にしてもらうのが一番です。一人でも、いやみんなで、のんびり空気をつくりましょう！　この本を書いている時、何人かの若いお友達が「おばさん、その本ができたら買うよ」と言ってくれました。やったあ！

うれしい！　そして、今まで、ああでもないこうでもないとこの本を書いてきた私自身が、眠り姫になりそうです。寝る子は育つ？

皆さん、お休みなさーい。

いただいたお手紙より

［高柳久栄さん］

和泉さんとはもう三十年くらいのお付き合いですね。はじめはお勤めが一緒でした。私が会社をやめてお茶のお店をはじめてからも、お茶の香りが取り持つ縁とでも言うのでしょうか、いろいろお世話になっています。

平成八年頃の事故のあとは大変だったようです。一時《いちじ》は本当に心配をしました。あんなに元気だったのに、暗い顔をして、目をつぶると糸がほどけて見えるとか、頭がぐるぐる回るとか、目の中から黒い目やにが出てきたとか、またある時は、白目のところが真っ赤になったりとか、よく私に話してくれました（そのあと私自身の目が真っ赤になった時があります）。力がないような感じで、ご主人に聞いたところではほとんど寝たきりの状態で、病院で出された薬は飲まないし、どうしようと思ってしまう状態だったそうです。鍼をずいぶんしたとかで、私が見る感じではだんだん顔色も良くなり、顔が少しずつふっくらしはじめました。私のお店にもよく来てくださいます。

私のお店はお茶の他に子どもさん向けのお菓子も扱っていますので、小さなお子さんから中学生くらいのお子さんまで見えます。その子どもたちの様子を見て、「みんな緊張をしすぎている」と和泉さんは言うのです。そして時々、一緒に手を伸ばそうと言って、子どもと一緒になってやっています。

ある中学生の男の子は、一緒に両手を上に上げて伸ばしていたら、あくる日、虫歯につめてあった物が取れてしまったそうです。和泉さんはその時も、「かえって歯の緊張がほどけて歯茎がゆるんだのだから大丈夫よ」と言いました。何でも、身体自体の緊張ははずむ力となって外へ飛び出そうとする力になり、身体自体はますます緊張するのだそうです。すると、身体に炎症が起きるというのです。それで、身体がゆるむと歯茎もゆるみ、炎症のために起きた虫歯の穴自体もゆるむのだとか。ゆるむからつめたものが出てきたのだそうです。半信半疑ながらも、私自身いろいろ身体をゆるめる動作をしてから起こることが彼女の言う通りになってくることが多々あるので、そうかもしれません。

棒を持って人を追いかけている子どもがいました。彼女は、そのお子さんが、「したくてしているのではない、その子の身体の癖なのよ。あの子自身が気の毒で見ていられない」と言います。説明を聞くと、なるほど脇の下をいつも同じほうにねじっています。ですから、いつも反対に手をひねり返すようにゆるめてあげればいいとのことです。今の事件、社会現象は緊張からだとのこと。

また彼女は、「前に治療したさし歯が取れそうだ。いろいろ歯の治療をしたところがゆるみたいと言っている」と言っていました。昨年の十月十四日には、「脇のほうの歯にかぶせるように三つの歯を組み合わせてつくってあった歯（ブリッジ）が取れた」（本人に言わせると、やっと）のだそうです。身体中がゆっくり、もっと楽になってきたそうです。手のひらが粉っぽくざらざらしていたり、先日は本当に爪のところに白い糸状のものが出ていました。ゆっくり引っぱると、爪の先が少しずつほどけて見えました。二三ページの写真も私が黒い紙を背景にして撮ってあげました。

そしていつも、「お互いに楽になれば一番いい、一人で人のためにと思ってがんばりすぎては身体に無理が来る」と言っています。そういうものかもしれないと、この頃私も思いはじめました。人の姿勢を見ていると、和泉さんが言っているのがわかってくるような気がしてきます。また、人が痛いのは、痛い状態、たとえば玉ネギを切って目が痛いのは、玉ネギの揮発性が目をゆるませて、目の痛さを感じさせるのだとか……。本人も「同じことを何回も言うのは嫌なのだ」と言いながら、話してくれます。

平成二十年二月

［高橋さん］

六年前に和泉さんと出会いました。ご自身の体験から得た「体をゆるめる」という独自の健康法を熱く語る姿がとても印象的でした。その主な内容は、私たちが日頃何気なくしている一つ一つの動作が、私たちの身体を知らず識らずのうちに少しずつ少しずつ、ぎゅっぎゅっとしめ続けていて、ちょうど雑巾をしぼった時のような硬くなった状態が体内のあちこちで起こっていること、また、その動作を逆に「ゆるめる」動作に切り替えるよう心掛けることが、健康を取り戻し、維持するためにとても大切だということでした。

それまで、自分自身の動作やしぐさに全くと言っていいほど意識を向けたことなどなく、健康を左右しているなど夢にも思っておりませんでしたので、正直はじめはピンと来ませんでした。話を聞いただけではいまひとつ納得できませんでしたので、身体がゆるんだ状態を自分自身で体験し、実感してみるのが一番と考え、夫婦で和泉さんの施術を受けました。

生まれてはじめて身体がゆるんだ状態を体験し、どれほど気持ちのいいものかを実感し、「身体をゆるめる」ことの重要性を身にしみて感じることができました。

その後大阪へ引っ越してしまい、定期的に施術を受けることができず大変残念ですが、「ゆるめる」動作を心掛けるようになってから、以前よりも身体も心も軽く感じられ、お蔭様で夫婦共々元気に過ごすことができ、和泉さんとの出会いに感謝しております。

一人でも多くの方々に、「身体をゆるめる」ことの大切さが伝わることを切に願っております。

平成十九年五月

［小山さん］
和泉さんとは七、八年にわたるお友達です。整体師の資格を持っているとのことで、いろいろお話をしてくれます。私はいろいろな趣味を持っていて、夢中になると夜も寝ないでしていたりします。彼女は「寝る間も惜しんで仕事をするのは良くない」と言いました。よく聞いていますと、なるほどと思われてきます。身体を伸ばすようにとあまり熱心に言われるので、半信半疑でしております。ある時、あまりに腰が痛く、そこにいた和泉さんが少しでも身体をゆるめておいたほうが良いと、身体を横にして整体をしてくれました。和泉さんの手が私の身体に触ってくれた時、目をつぶったら青い星の形が見えました。彼女の手があちこち施術してくださっているうちに、その青い星が赤い星に変わりました。何だったのでしょう？　手の親指

が痛くなった時、それは親指のつけ根がほどけてきて、奥の痛さを感じてきたのだから、そのうちに感じが変わってくるとのことでした。親指は、特に頭や首の緊張を示しているとのことです。たしかにその後、痛くなくなりました。私もそれから、寝る時間を少しずつ増やしていきます。ともかくお会いしてから八年ほど、いつも同じことを言っています。これは本当のことかもしれませんね。

平成二十年四月

著者プロフィール

和泉 房子（いずみ ふさこ）

1942 年　東京都に生まれる。幼い頃より人の身体が気になる
1960 年　東京都立小山台高等学校卒業
1980 年　保険会社勤務（～ 1995 年）
1996 年　東京療術学院卒業。すぐに開業などはせず、お年寄りの集まりで整体を行う
1998 年　自動車事故を起こし、鍼治療院に通う。鍼のすばらしさを知り、そこでしばらく通院する人に整体を行う。この頃、O 病院にて診察を受ける
2000 年頃～　自宅にて、人伝にいらっしゃる方に整体を行う（月に 5、6 人くらい）。事あるごとに代替治療、予防医学の大切さを思う
2002 年　文芸社から『もっと身体と話をしよう』を出版
2003 年　地元の公民館にて「体話会」を開始。5、6 人のメンバーで気長に活動を続けている

もっと身体《からだ》にありがとう！　0 歳からの身体《しんたい》論

2008年 9 月15日　初版第 1 刷発行

著　者　和泉 房子
発行者　瓜谷 綱延
発行所　株式会社文芸社
〒160-0022　東京都新宿区新宿1－10－1
電話　03-5369-3060（編集）
03-5369-2299（販売）

印刷所　図書印刷株式会社

ISBN978-4-286-05133-8